MON CAHIER

# PILATES ANTISTRESS

— FLORIANE LIMONNIER —

ILLUSTRATIONS
COUVERTURE : ISABELLE MAROGER
INTÉRIEUR : DJOINA AMRANI

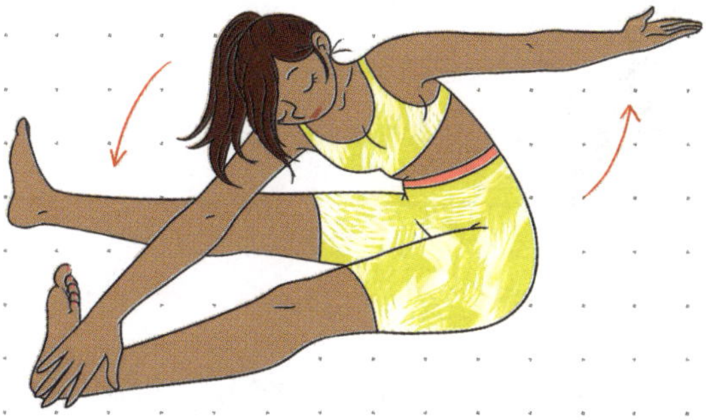

SOLAR EDITIONS

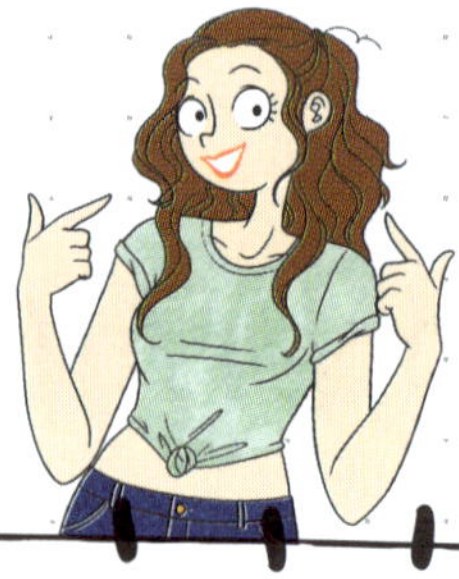

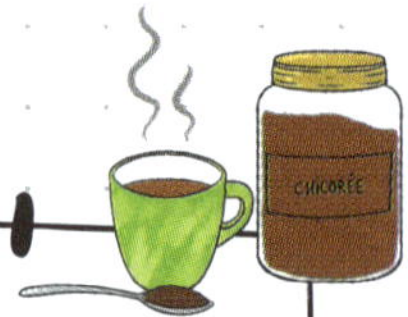
CHICORÉE



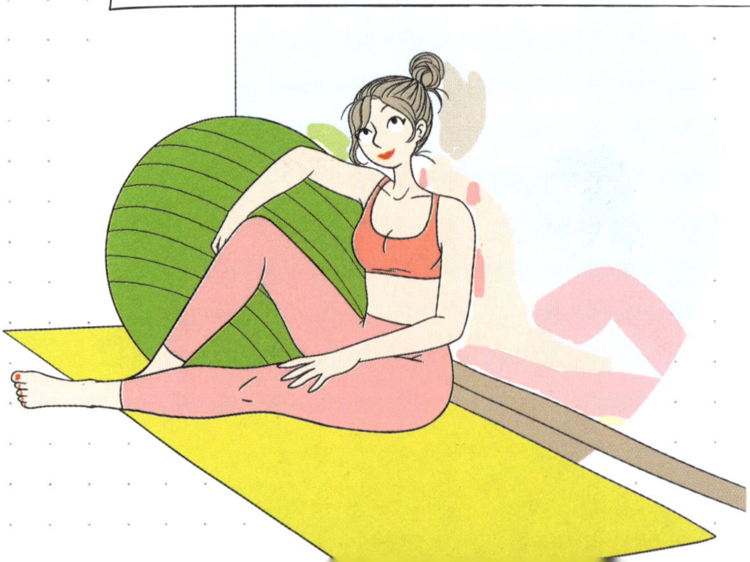

# INTRODUCTION

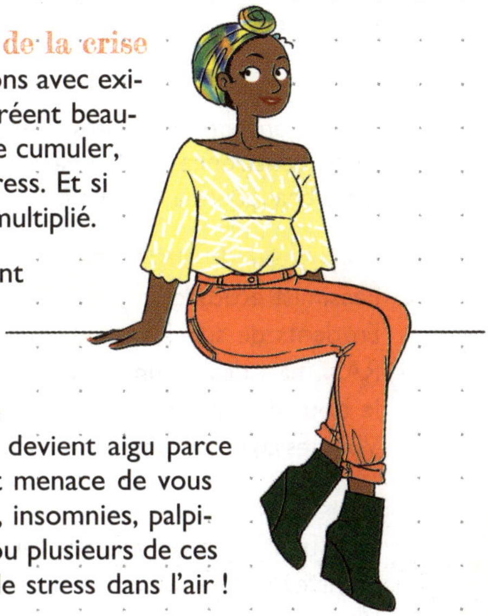

Vous stressez tellement que vous êtes au bord de la crise d'angoisse ? Nos vies bien chargées, où nous jonglons avec exigences professionnelles, familiales et personnelles, créent beaucoup de pression. Ce sont des challenges qui, à force de se cumuler, deviennent insurmontables et engendrent beaucoup de stress. Et si vous êtes du genre perfectionniste, le stress se trouve démultiplié.

Le stress est une réaction physiologique à un événement déstabilisant, effrayant ou que vous ressentez comme une forme de danger. C'est un phénomène normal qui se produit lorsque notre corps ou notre esprit est soumis à une pression. Si cela se limite à la petite excitation stimulante, pas de problème. Mais si le stress devient aigu parce que la situation vous écrase, ou s'il devient chronique et menace de vous épuiser, il faut agir. Irritablité, difficultés de concentration, insomnies, palpitations, maux de tête, vertiges, nausées : si vous avez un ou plusieurs de ces symptômes, c'est qu'il y a sûrement un peu (beaucoup) de stress dans l'air !

Ne vous inquiétez pas, vous êtes entre de bonnes mains ! Ce cahier va vous aider à identifier la forme de stress qui vous gâche la vie et à retrouver une belle sérénité au quotidien. Comment ? Grâce au Pilates. Grâce à sa technique de respiration naturellement calmante et ses exercices physiques relaxants qui équilibrent le corps et le mental, cette gym douce va vous aider à contrôler vos émotions, à vous recentrer sur vous et à renforcer votre mental pour résister au stress, mais il va aussi vous permettre de vous rétablir du stress et de contrer les effets délétères de celui-ci notamment sur le sommeil.

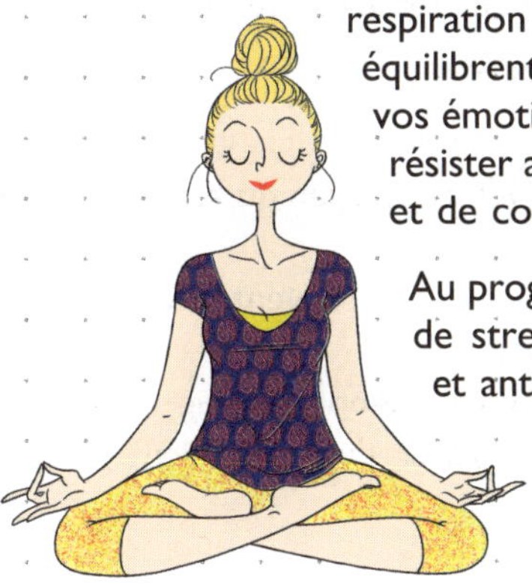

Au programme, des séances de Pilates ciblées selon votre problématique de stress, mais aussi des conseils psy, des tips alimentaires antistress et antifatigue… Vous affronterez vos journées en mode winneuse !

Alors, prête à adopter le mode #DontWorryBeZen ?

TEST

# QUELLE STRESSÉE ÊTES-VOUS ?

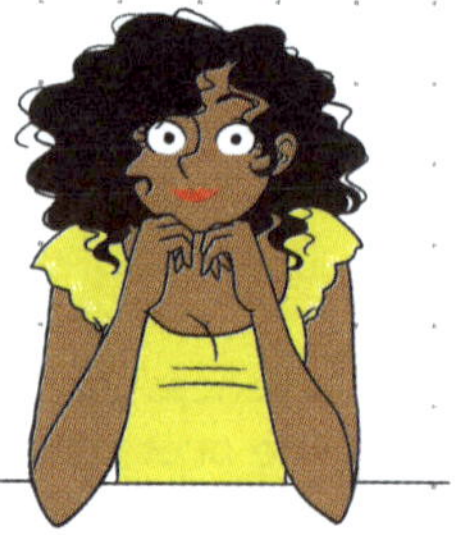

Le stress, on connaît toutes ! Grâce à ce test, vous allez pouvoir prendre conscience de l'impact du stress dans votre vie. Alors, un peu, beaucoup, à la folie ?

### Votre mood du moment est...

- ○ Pessimist attitude !
- △ En dents de scie ! Quand tout va bien, RAS, mais dès qu'un imprévu pointe le bout de son nez, ça vous stresse !
- □ Vous essayez de positiver au max !

### Au quotidien...

- ○ Vous ressentez de grosses tensions au niveau de la nuque et du dos !
- △ Vous vous sentez un peu crispée !
- □ Vous êtes plutôt détendue !

### Au travail c'est...

- □ Beaucoup de boulot, mais hyper intéressant !
- △ Pas toujours évident de tout gérer, heureusement qu'il y a le week-end pour souffler !
- ○ Énormément de pression ! Et ça continue même le week-end !

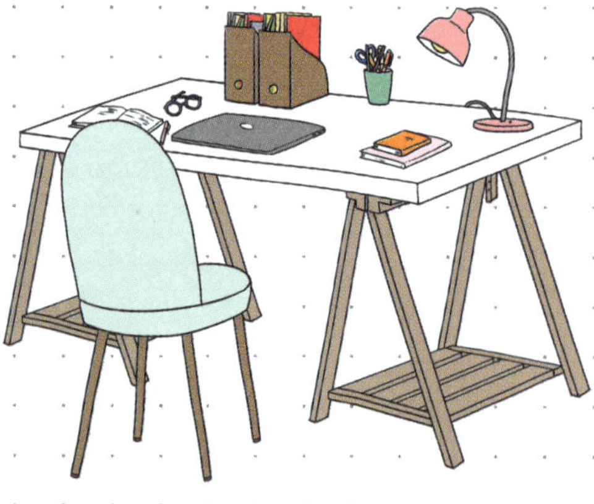

### Le cœur qui palpite, le souffle court, le ventre noué et les dents serrées...

- □ Cela vous arrive très rarement.
- △ Cela vous arrive de ressentir ponctuellement certains de ces symptômes.
- ○ C'est votre quotidien !

### Lorsque vous êtes stressée...

- □ Voir vos amis vous fait beaucoup de bien.
- △ Vous êtes irritable ! Et donc pas agréable à fréquenter à ce moment-là !
- ○ Vous êtes trop focalisée sur ce qui vous stresse et n'êtes plus attentive à votre entourage !

### Vous travaillez beaucoup...

- □ Mais vous arrivez à dégager du temps pour vous.
- △ Votre temps perso est souvent grignoté par votre travail.
- ○ Vous êtes tellement débordée que c'est compliqué de dégager du temps rien que pour vous !

### Quand vous pensez à vos responsabilités, vous vous sentez...

- □ Sereine ! Y'a du boulot, mais ça va l'faire !
- △ Surchargée ! Mais allez, un jour après l'autre !
- ○ Angoissée ! Vous préférez ne même pas y penser !

### Trouvez-vous que votre stress siphonne votre énergie tout au long de la journée ?

□ Non, au contraire ! Ça vous booste !
△ Un peu mais… deux cafés et ça repart !
○ Ah oui ! Vous êtes à plat !

### Au moment de dormir…

□ Vous tombez raide ! Vous êtes tellement épuisée que vous dormez comme un bébé !
△ C'est la croix et la bannière ! Vous tournez pendant deux heures dans votre lit en vous énervant !
○ C'est insomnie time ! Vous vous réveillez en pleine nuit, les yeux grand ouverts, et difficile de vous rendormir ensuite !

### Vos attentes envers vous-même sont-elles élevées ? Sur une échelle de 1 à 10, à combien les évalueriez-vous ?

□ 1/10, c'est à dire peu ! Vous ne vous ajoutez pas de pression !
△ 5/10 : c'est important de se fixer des objectifs… dans la limite du raisonnable !
○ 9/10, vous êtes hyper exigeante ! Si vous ne faites pas les choses vous-même, qui les fera correctement ?

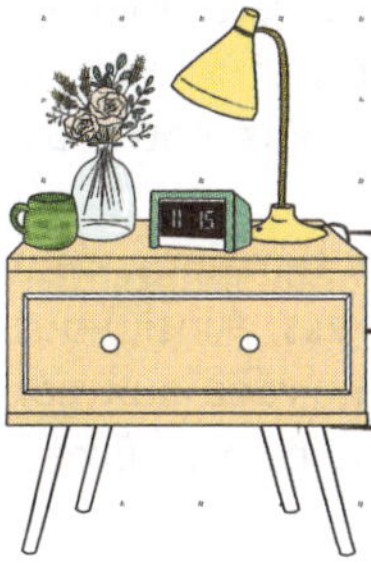

FAITES LES COMPTES !

| ○ | □ | △ |
| --- | --- | --- |
| | | |

**Vous obtenez une majorité de □ :** *Le stress est un moteur pour vous.*

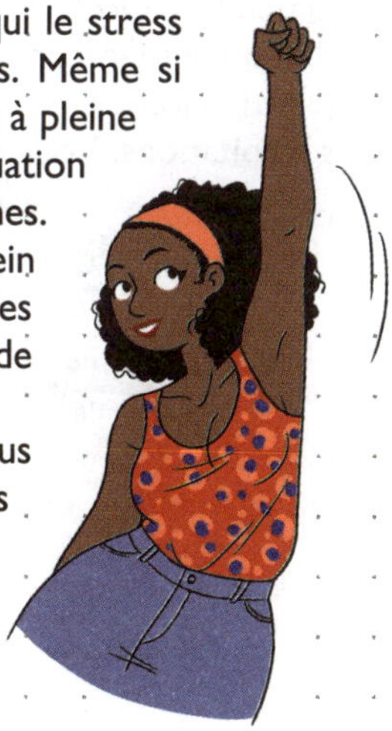

C'est plutôt une bonne nouvelle ! Vous faites partie de celles pour qui le stress agit de manière positive, c'est un booster qui rythme vos journées. Même si vous avez beaucoup de choses à faire, vous restez efficace et avancez à pleine vitesse sur tous vos projets. Et lorsque vous faites face à une situation plus compliquée, vous savez toujours prendre le taureau par les cornes. Vous savez ensuite comment décompresser et évacuer ce trop-plein de stress. L'organisation, ça vous connaît, vous trouvez facilement des moments rien que pour vous afin de recharger les batteries ! Le mode #Peacefull c'est tout vous !
Même si vous semblez ne pas avoir besoin de conseils, ce livre va vous apporter beaucoup. Le stress n'aura plus aucun secret pour vous : vous pourrez identifier encore plus tôt ce qui le déclenche chez vous et y faire face toujours plus efficacement. Et, grâce à tous les conseils lifestyle, alimentation, et au programme bien-être Pilates de ce livre, vous serez en forme et au top toute l'année !

**Vous obtenez une majorité de △ :** *Le stress peut vous jouer des tours !*

Vous êtes ambitieuse et vous aimez vous fixer des objectifs pour évoluer. Vous jouez la carte de la raison et prenez toujours garde que vos buts soient atteignables. Cela génère ainsi un bon stress, qui agit comme un allié et vous pousse à réaliser tous vos plans et projets. Mais dès qu'un imprévu pointe le bout de son nez… c'est le stress total ! Et là… mieux vaut ne pas être en travers de votre chemin, car vous devenez irritable ! Heureusement, vous arrivez malgré tout à garder le contrôle de la situation grâce à votre méthode du « une chose après l'autre ». Et hop ! Les problèmes se résolvent au fur et à mesure ! C'est une force. Mais pensez-vous savoir réellement gérer votre stress ? Car si vous observez bien, vous vous retrouvez à chaque fois dans un cercle vicieux. Vos semaines sont chargées, difficile de trouver des petits moments pour vous ressourcer. La fatigue s'accumule, et vous carburez au café. Nervosité et caféine, c'est LE cocktail qui ne vous aide pas à avoir des nuits réparatrices ! Et plus la fatigue augmente, plus votre tolérance au stress diminue.

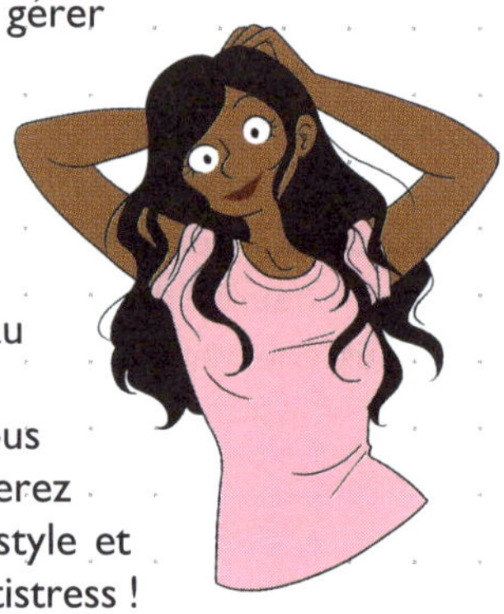

Ce livre vous permettra de rééquilibrer vos semaines, de ne plus vous laisser submerger par le travail ni par le stress. Ainsi, vous retrouverez des nuits reposantes et une pêche d'enfer grâce aux conseils lifestyle et alimentation ainsi qu'aux différents programmes bien-être Pilates antistress !

**Vous obtenez une majorité de ○ :** *Plus stressée que vous, ça n'existe pas !*

On peut dire que vous voyez les choses en grand… TROP grand ! Même si vous êtes une bosseuse, vous vous surchargez de travail en vous fixant des objectifs inatteignables ou trop ambitieux qui vous mettent dans une posture « borderline » ! Vous êtes sans cesse dans le rush, submergée par une montagne de choses à gérer au quotidien. Pas de place pour un imprévu sinon c'est la CATA ! Rien que regarder votre planning de la semaine vous donne des palpitations. Vous craignez tellement de ne pas arriver à tout boucler à l'heure que vous vous interdisez de dégager du temps pour vous. Il vous arrive même très régulièrement de travailler le week-end. Mais quand vous reposez-vous ? À trop haute dose, le stress est néfaste pour la santé. Vous êtes tendue et sur les rotules en permanence, enchaînant insomnie sur insomnie. Dites stop à tout ça ! Les programmes Pilates antistress de ce livre ainsi que les conseils lifestyle et alimentation seront une vraie thérapie bienveillante pour vous ! Vous allez prendre soin de vous et ne serez jamais plus la même. Préparez le mode #Reborn ! Alors, prête à adopter cette nouvelle vie ?

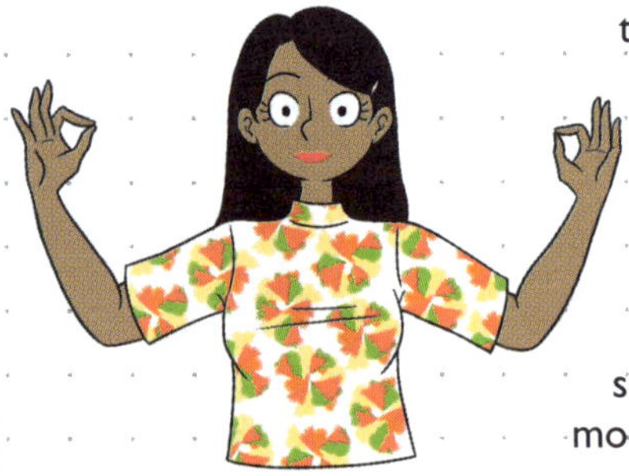

Chapitre 1

# Zen soyons zen !

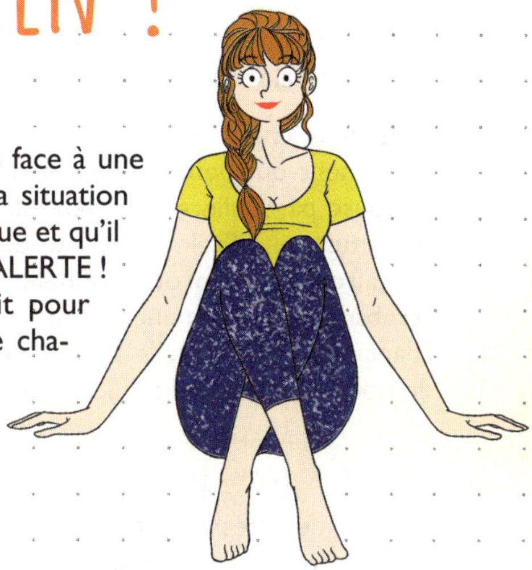

Le stress se manifeste généralement lorsque nous faisons face à une menace ou à un enjeu ponctuel. Puis il disparaît quand la situation stressante prend fin. Mais lorsque le stress devient chronique et qu'il porte à conséquence sur le plan physique et psychique, ALERTE ! La bonne nouvelle, c'est que vous êtes au bon endroit pour retrouver le chemin du bonheur et de l'apaisement ! Ce chapitre va vous aider à faire le point sur votre niveau de stress, sur ses origines, sur ses effets sur votre corps et votre esprit.

## Le stress, c'est quoi ?

Le stress est une réaction physiologique de l'organisme. Au vingtième siècle, l'endocrinologue canadien Hans Selye a étudié les mécanismes biologiques du stress et identifié le « syndrome général d'adaptation », cette réaction qui consiste pour l'organisme à monopoliser ses ressources pour dominer ou fuir une situation. En bref : une situation de danger ou une situation inconnue exigeant un effort ou une adaptation de l'organisme se présente ; le corps se met alors en alerte : les pupilles se dilatent (pour permettre une meilleure vision), le cœur s'accélère et le sang est envoyé vers les membres inférieurs, les muscles se tendent pour permettre de fuir ou de se défendre (*Fight or flight*). C'est grâce à ces signaux réflexes que nos ancêtres ont pu échapper aux griffes de leurs prédateurs ou combattre avec férocité leurs ennemis. Aujourd'hui, le stress, ou syndrome général d'adaptation, nous permet d'évaluer une situation et la gravité de sa menace puis d'agir pour régler le problème en question.

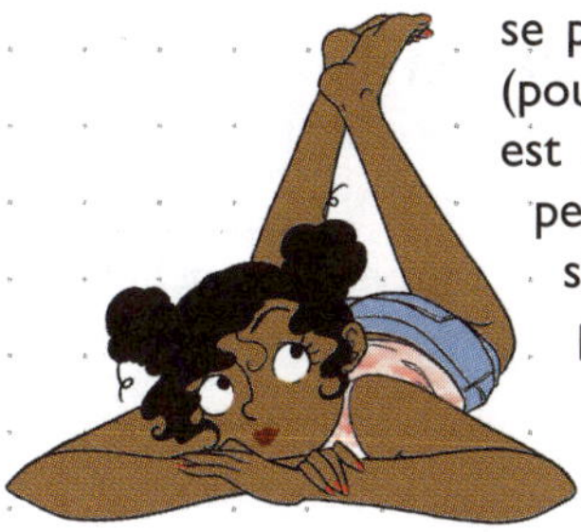

### Bon stress et mauvais stress

**Le stress est positif** lorsqu'il sert de booster. Par exemple, il peut être cette petite pointe d'excitation lors d'une compétition sportive, d'un examen ou d'un entretien. Le niveau de performance à ce moment précis est supérieur. Il se produit lorsque vous faites face à un challenge à votre portée.

**Le stress est nocif** lorsque la situation à régler est hors de votre portée : lorsque le défi est trop élevé (des délais impossibles à tenir, des tâches bien au-delà de vos capacités) ou que son issue n'est pas entre vos mains. Dans ce cas, malgré tous vos efforts, l'adaptation n'est pas suffisante et le stress se révèle inutile. Cela se produit aussi après un événement traumatique (décès d'un proche, accident…), par exemple. Et lorsque les réactions liées au stress deviennent trop intenses, au point de nuire temporairement aux occupations normales, on parlera alors de stress aigu.

**Le stress chronique,** quant à lui, est un état permanent qui peut être lié à une personnalité anxieuse particulièrement sensible au stress ou à une situation difficile à vivre au quotidien (emploi précaire, charge professionnelle ou personnelle accablante, harcèlement d'un supérieur, problèmes financiers, enfant difficile à gérer ou encore relation de couple conflictuelle…).

**Pas toutes égales face au stress !**
Selon les tempéraments et l'histoire de chacune, une situation stressante sera vécue différemment. La réponse apportée par l'organisme dépend en effet de notre capacité individuelle à faire face à la difficulté en question.

## Le corps réagit, l'esprit aussi !

Lorsque le stress est positif, vous le dominez ; mais lorsqu'il est négatif, c'est le stress qui vous domine ! C'est à ce moment-là qu'il devient problématique et même dangereux. En effet, lorsque le sujet ne parvient ni à résoudre ni à fuir une situation génératrice de stress, le biologiste français Henri Laborit a identifié une « paralysie situationnelle » qui conduit à des désordres neuro-psycho-immunologiques. Autrement dit, votre body se dérègle et disjoncte !

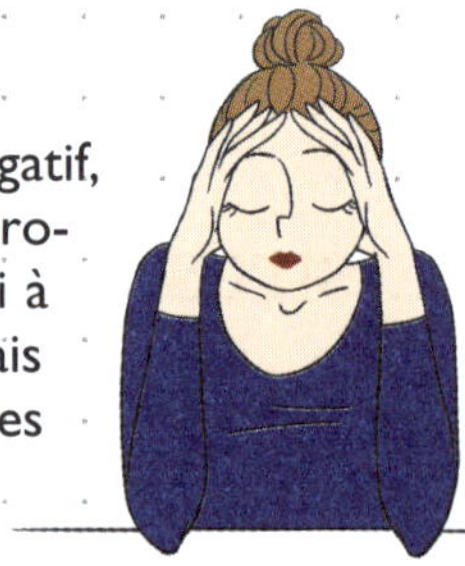

# Comment ça se passe réellement dans mon body ?

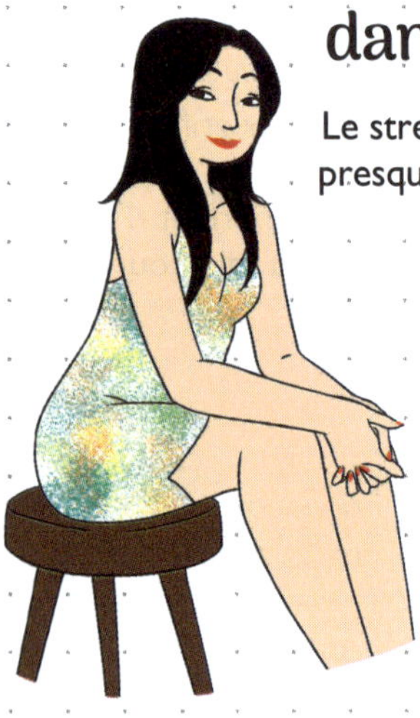

Le stress n'est pas seulement présent dans votre tête. Ses effets touchent presque toutes les parties de votre corps.

## Les trois composantes du stress

### 1. L'agent de stress (ou la source)

Il peut être d'ordre physique, mental, social ou émotionnel. Peu importe sa nature, cette cause représente un challenge et demande un effort ou une adaptation. Cette cause peut être professionnelle ou personnelle, ponctuelle ou permanente. Même les évenements de vie positifs comme un mariage ou la naissance d'un enfant créent le stress, car ils représentent un changement exigeant une adaptation. Notre société de la performance, qui met beaucoup de pression professionnelle comme personnelle (avec des injonctions à être une femme, une mère et une personne parfaite), est une cause de stress primordiale. Mais l'origine du stress peut également être d'ordre physiologique : un médicament, une blessure ou encore le froid, par exemple, sont des agents de stress pour le corps. Pour y faire face, l'organisme doit s'adapter en faisant quelques petits réglages intérieurs.

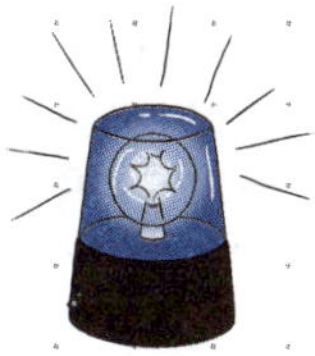

### 2. Les réactions physiologiques

Lorsque le cerveau envoie des messages d'alerte à tout votre body, des réactions immédiates se mettent en place, et votre corps se met en mode combat ! L'organisme sécrète en bombe de l'adrénaline (hormone du stress), le rythme cardiaque s'accélère, les vaisseaux sanguins se resserrent, entraînant une diminution du débit sanguin vers les organes et une hypertension afin d'augmenter le tonus nerveux du corps.

### 3. Votre histoire et votre perception du stress

L'intensité de la réaction au stress dépend de votre perception : le niveau de stress ne sera pas le même si vous ne jugez pas la situation trop grave, contraignante ou dangereuse. Par exemple, un retard de cinq minutes ne crée pas de stress en temps normal, à moins d'être à cinq minutes de rater votre train ! Et pour vous, comment ça se passe ?

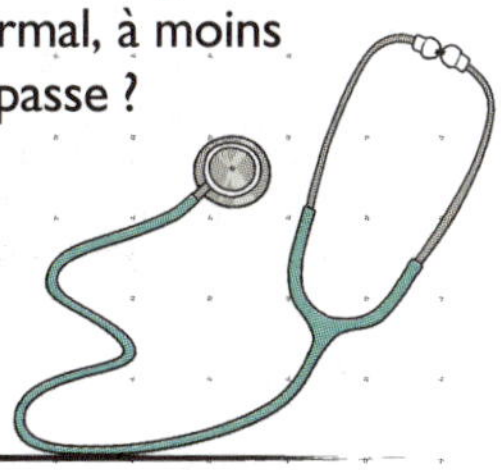

## Quels sont les symptômes du stress, docteur ?

Apprenez à identifier les manifestations du stress et surtout consultez un médecin si l'un ou plusieurs des symptômes persistent.

| LES DIFFÉRENTS SYMPTÔMES DU STRESS | |
|---|---|
| **Physiques** | Tensions musculaires, problèmes digestifs (diarrhées ou constipation, ulcères, nausées), troubles cardiovasculaires (palpitations cardiaques, hypertension artérielle), perte de l'appétit, maux de tête, vertiges, souffle court, transpiration (mains moites), fatigue. |
| **Émotionnels et mentaux** | Agitation, irritabilité, indécision, inquiétude, anxiété, mélancolie, baisse de libido, difficultés de concentration, trouble de l'attention, perte de mémoire, baisse de confiance en soi, trouble du sommeil, ruminations mentales, dépression. |
| **Comportementaux** | Perception négative, désorganisation, difficulté dans les relations, tendance à l'isolement, augmentation de la consommation d'alcool, de tabac, de sucre ou même de drogue. |

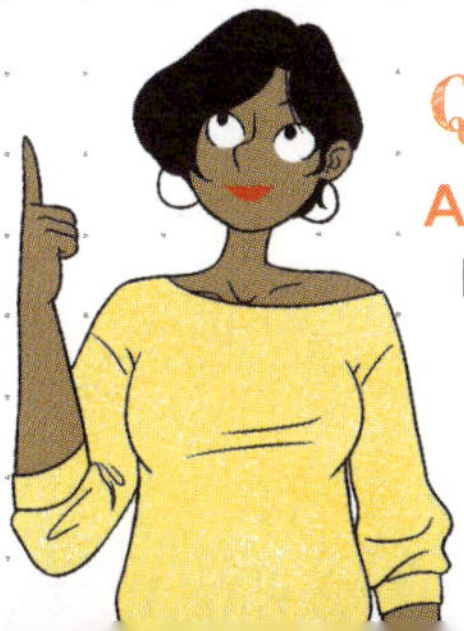

## Quand le niveau de stress monte crescendo !

### Au départ, rien d'alarmant !

La réaction d'alarme est la première phase de stress de l'organisme face à « l'agression ». C'est à ce moment-là que les premiers symptômes physiques apparaissent (respiration accélérée, palpitations cardiaques, augmentation de la tension artérielle, gorge et estomac noués, anxiété, angoisse, sueur…). Ils sont provoqués par la libération d'adrénaline. Cela ne dure que quelques minutes, car la fonction de cette hormone est précisément de préparer le corps à réagir vite !

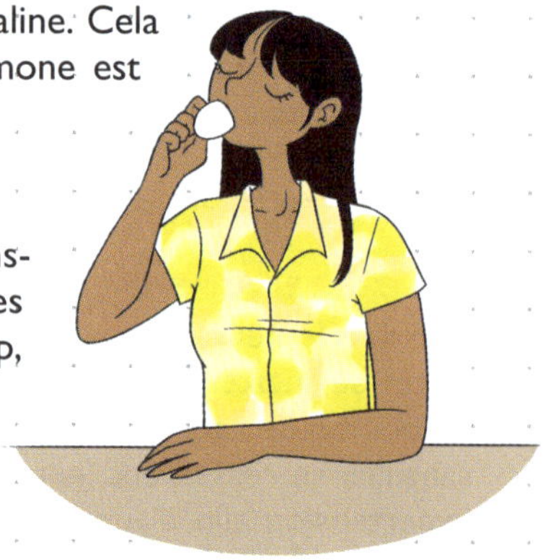

## Et si ça dure ?

Si le stress se prolonge, cette réaction d'adaptation se transforme en processus de résistance. Les dépenses énergétiques occasionnées pour faire face au stress sont importantes, du coup, l'organisme compense en sécrétant d'autres hormones : les glucocorticoïdes. Ceux-ci ont pour effet d'augmenter la glycémie (taux de sucre dans le sang), l'énergie nécessaire à l'organisme, au cœur, au cerveau et aux muscles pour tenir le coup. Mais ce n'est pas sans quelques répercussions !

**Augmentation de la glycémie et troubles alimentaires**

L'augmentation de la glycémie peut entraîner des coups de pompe et donc des fringales ! Résultat : vous allez vous ruer sur des produits stimulants, comme le café, et tout ce qui est sucré, comme les barres chocolatées ou les gâteaux, pensant qu'ils vous redonneront de l'énergie. Vous n'avez qu'à moitié raison ! Cette énergie est éphémère et laisse rapidement l'organisme à plat de nouveau. C'est le serpent qui se mord la queue ! Et quand on sait que trop de café aggrave l'état de stress et que la consommation excessive de sucre est mauvaise pour la santé et la ligne…

## Je tiens jusqu'à… l'épuisement !

Quand l'organisme est en permanence sous pression, dépassé et épuisé par l'intensité du stress, il ne réussit plus à mobiliser ses ressources. Il n'arrive plus à faire face aux agressions et se met à sécréter de grandes quantités de cortisol, l'hormone du stress, ce qui aggrave encore plus l'état d'anxiété et de dépression. Résultat, il craque, car ses réserves psychiques et biologiques se retrouvent complètement à sec ! Cette phase peut mener à des formes graves de stress telles que le burn-out.

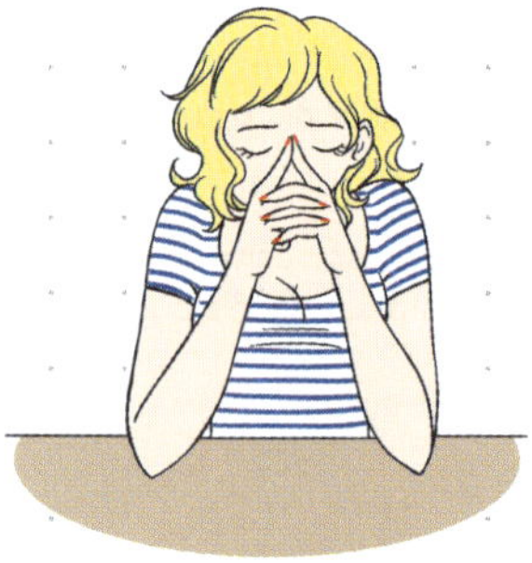

**Le burn-out, quésaco ?**

Il se traduit par un épuisement à la fois mental, physique et émotionnel, car l'organisme n'a pas pu bénéficier d'une récupération suffisante. D'après l'OMS, un adulte sur quatre fera un burn-out au cours de sa vie. Aggravé par le manque de soutien ou par la charge mentale dans la vie perso, ce phénomène est généralement lié au travail (surcharge de travail, surcharge mentale, tension entre collègues ou insécurité de l'emploi). Le burn-out a pour effet d'affaiblir le corps – jusqu'à, dans certains cas, que l'on ne puisse même plus tenir debout –, de diminuer fortement les performances, de troubler le sommeil, l'humeur, la capacité à gérer son stress, il peut finalement mener à la dépression.

# Le Pilates, c'est quoi ?

> « Un corps libre de tensions et de fatigue permet d'affronter toutes les complexités de la vie. »
> Joseph Pilates

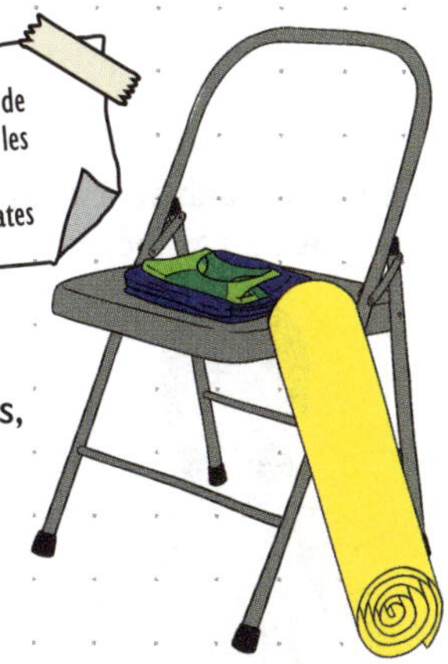

Cette méthode douce a été inventée par Joseph Pilates. C'est lors de la première guerre mondiale qu'il inventa la méthode Pilates, au départ pour proposer des exercices thérapeutiques aux blessés de guerre. Combinant plusieurs disciplines, notamment la gymnastique, le culturisme, les arts martiaux, la boxe et le yoga, il s'agit d'une méthode de remise en forme complète. Grâce à des mouvements qui concilient renforcement musculaire et souplesse musculaire et articulaire, le Pilates a de nombreux bénéfices : il permet de renforcer en profondeur la sangle abdominale et les muscles du dos, il assure un meilleur maintien du squelette et de la colonne vertébrale pour une meilleure posture et il tonifie les muscles du plancher pelvien, notamment le périnée. Les mouvements sont à exécuter avec précision et contrôle, en coordination avec une respiration spécifique, la respiration latérale thoracique, afin de conserver le centre du corps (sangle abdominale, muscles du dos et plancher pelvien) bien engagé durant toute la pratique.

Le Pilates, pour toutes ! Cette discipline se pratique de 7 à 77 ans et s'adapte à tous les niveaux grâce aux variantes sur chaque posture, que vous êtes libre de prendre en option ! Cela permet aux pratiquantes d'évoluer tranquillement et à leur rythme.

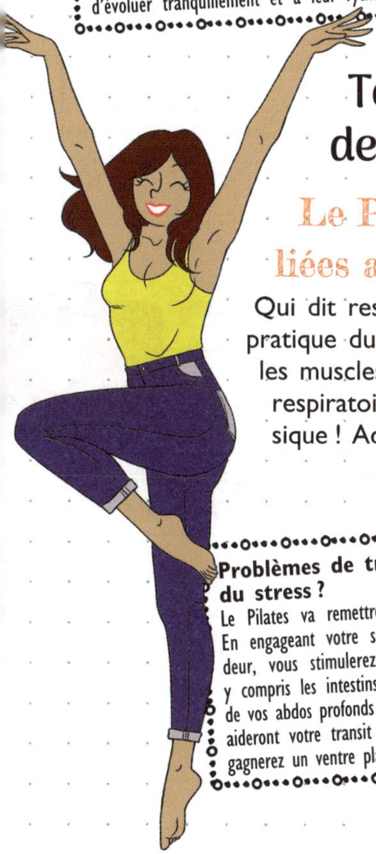

## Toutes les bonnes raisons antistress de se mettre au Pilates !

### Le Pilates libère des tensions musculaires liées au stress !

Qui dit respiration, dit relaxation ! La respiration profonde associée à la pratique du Pilates a un effet très apaisant. Le rythme cardiaque ralentit, les muscles se relâchent. Résultat, moins de stress et moins de blocages respiratoires ! Bienfaits immédiats garantis tant au niveau mental que physique ! Adieu, stress !

**Problèmes de transit à cause du stress ?**
Le Pilates va remettre de l'ordre dans tout ça ! En engageant votre sangle abdominale en profondeur, vous stimulerez tous vos organes digestifs, y compris les intestins. Les contractions musculaires de vos abdos profonds agiront comme un massage et aideront votre transit à se réguler. En prime, vous gagnerez un ventre plat et tonique ! Qui dit mieux ?

### Le Pilates garantit un happy mood !

Un corps souple, solide et un niveau de stress au plus bas… un combo idéal pour booster le moral ! En plus, comme pour n'importe quelle autre activité physique, durant la pratique, vous sécrétez des endorphines, les hormones du bonheur !

## Le Pilates booste la confiance en soi !

En vous aidant à corriger vos mauvaises postures et en vous garantissant un corps plus tonique et gainé, le Pilates vous rend toute votre élégance naturelle ! #EgoBoost !

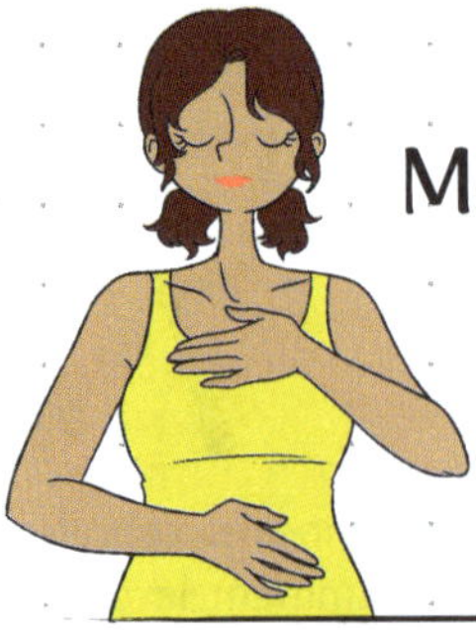

# Mon bilan de stress-girl

Vous vous sentez stressée ? Autoévaluez-vous afin d'identifier votre niveau de stress du moment. Avez-vous eu l'un des symptômes et/ou états suivants au cours des six derniers mois ? Répondez sans trop réfléchir, allez-y à l'instinct !

| SYMPTÔMES SOMATIQUES | JAMAIS | UNE OU PLUSIEURS FOIS PAR MOIS | UNE OU PLUSIEURS FOIS PAR SEMAINE |
|---|---|---|---|
| **Des maux de tête et/ou des douleurs musculaires** (cou, épaules, haut du dos, bas du dos, articulations) | 0 | 1 | 2 |
| **Des troubles digestifs** (diarrhées, nausées, brûlures, crampes) **et/ou des douleurs au ventre** (boule à l'estomac) | 0 | 1 | 2 |
| **Des difficultés respiratoires** (souffle coupé, gorge nouée, sensation d'étouffement, essoufflements, sensation de gêne au niveau du thorax) | 0 | 1 | 2 |
| **Des problèmes de peau** (démangeaisons, plaques rouges, boutons, urticaire, orgelet, bouton de fièvre, eczéma, psoriasis) | 0 | 1 | 2 |

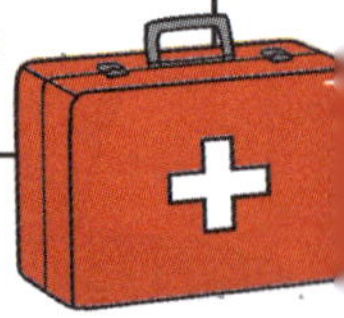

| SYMPTÔMES ÉMOTIONNELS | JAMAIS | UNE OU PLUSIEURS FOIS PAR MOIS | UNE OU PLUSIEURS FOIS PAR SEMAINE |
|---|---|---|---|
| **Humeur instable, irritabilité, impatience, agressivité** | 0 | 1 | 2 |
| **Inquiétude, anxiété** | 0 | 1 | 2 |
| **Tendance à dramatiser** | 0 | 1 | 2 |
| **Perte d'intérêt, de motivation, de plaisir pour les activités habituelles** | 0 | 1 | 2 |

| Symptômes cognitifs | Jamais | Une ou plusieurs fois par mois | Une ou plusieurs fois par semaine |
|---|---|---|---|
| **Difficultés d'attention et de concentration** (idées confuses, erreurs, interruptions fréquentes de tâches) 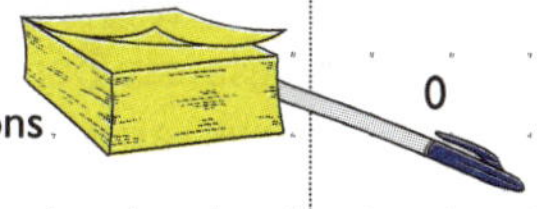 | 0 | 1 | 2 |
| **Difficultés de mémorisation** (oublis, vérifications) | 0 | 1 | 2 |
| **Idées fixes ou ruminations mentales** | 0 | 1 | 2 |
| **Difficultés à prendre des décisions** (y compris simples) | 0 | 1 | 2 |

| Symptômes comportementaux | Jamais | Une ou plusieurs fois par mois | Une ou plusieurs fois par semaine |
|---|---|---|---|
| **Sommeil perturbé** (difficultés d'endormissement, réveils nocturnes, cauchemars, insomnies, fatigue inhabituelle le matin) | 0 | 1 | 2 |
| **Troubles alimentaires** (perte d'appétit, repas sautés, grignotages, fringales) 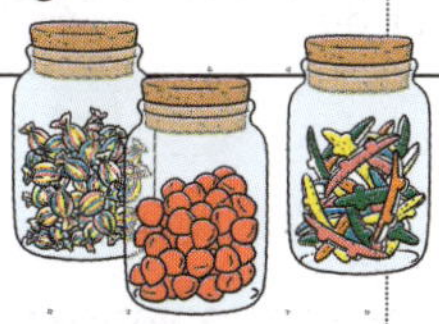 | 0 | 1 | 2 |
| **Comportement fuyant** (fuite devant les difficultés, les contacts sociaux, isolement) | 0 | 1 | 2 |
| **Tendances addictives** (alcool, drogue, sucre, médicaments, jeux en ligne, jeux de hasard) | 0 | 1 | 2 |

## Faites les comptes !

Votre résultat : ...... points

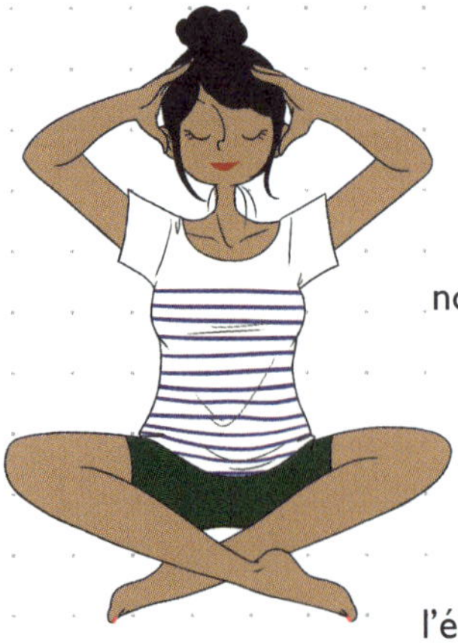

**Entre 0 et 8 points :** *Votre niveau de stress est tolérable.*

Votre état de stress physique et psychologique est dans la norme. C'est peut-être grâce à votre nature sereine et à un environnement favorable. Ce niveau de stress est bénin, vous n'êtes pas touchée par les risques négatifs associés au stress. C'est plutôt une bonne nouvelle, non ?

**Entre 9 et 16 points :** *Votre niveau de stress est préoccupant.*

Votre score indique la présence récurrente d'un ensemble de symptômes de stress ou d'anxiété. Il révèle un mal être psychologique naissant qui pourrait se dégrader. Restez à l'écoute de votre corps et prenez soin de vous.

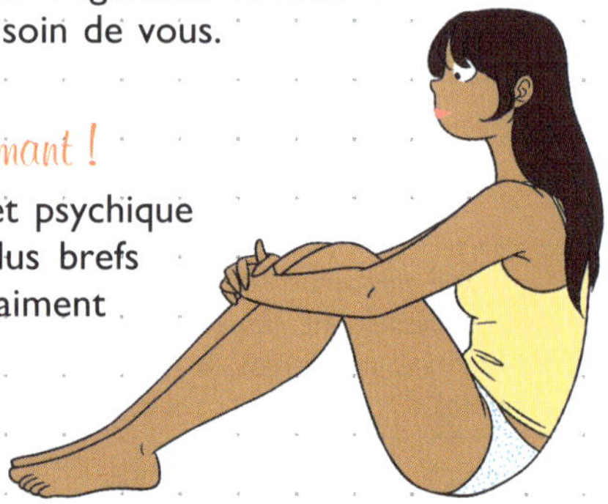

**Entre 17 et 24 points :** *Votre niveau de stress est alarmant !*

Votre score témoigne d'un état de mal être physique et psychique chroniques. Il va falloir rééquilibrer tout ça dans les plus brefs délais, car, sur le long terme, votre santé pourrait vraiment en pâtir.

N'hésitez pas à vous tourner vers un professionnel de santé pour un suivi et un accompagnement en profondeur (naturopathe, sophrologue ou médecin).

➾ Quel que soit votre profil, profitez d'une pause Pilates antistress en pratiquant le programme qui correspond à votre besoin ou à votre mood du jour dans le chapitre 3, p. 30. Soyez à l'écoute du besoin de votre corps chaque jour !

Chapitre 2

# Je me prépare à être zen !

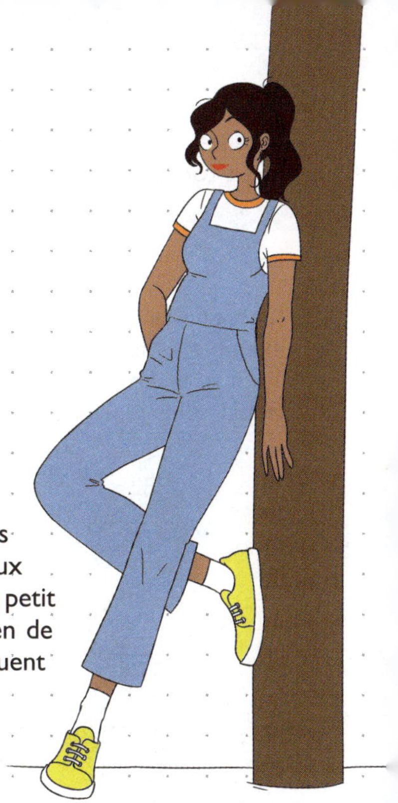

Être zen, c'est tout un lifestyle ! Malheureusement il ne suffit pas de caler une méditation antistress de quinze minutes entre deux rendez-vous dans votre journée à 200 à l'heure pour devenir un petit bouddha ! Il vous faut un plan d'action à intégrer à votre quotidien de busy girl afin que toutes vos initiatives pour devenir plus zen diminuent réellement votre stress ! Alors, prête à être relax ?

## Règle n° 1 : Je m'organise !

Cela peut paraître évident, mais s'organiser est un élément fondamental de la gestion du stress. Nous sommes très souvent submergées par la masse de travail et toutes les tâches quotidiennes telles que le ménage, les courses, les machines à laver, la gestion du budget et même pour certaines… les enfants ! Nous nous retrouvons TRÈS souvent débordées ! Aucune d'entre nous ne peut gérer tout cela sans un minimum de stress ou sans un minimum d'organisation. Vous devez donc personnaliser votre manière de vous organiser afin de vous y retrouver. Voici quelques conseils !

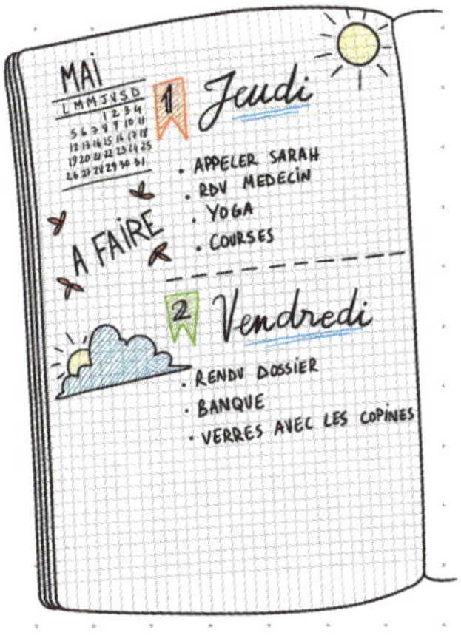
MAI
1 Jeudi
A FAIRE
· APPELER SARAH
· RDV MEDECIN
· YOGA
· COURSES
2 Vendredi
· RENDU DOSSIER
· BANQUE
· VERRES AVEC LES COPINES

### First of all : le planning !

Établissez un planning hebdomadaire avec une to-do list claire et complète pour chaque journée. Notez-y l'ensemble de vos rendez-vous de la semaine (professionnels, médicaux et personnels), vos activités personnelles et celles de vos enfants (si vous en avez) ainsi que vos tâches quotidiennes réparties jour par jour. Par exemple, réservez le mercredi pour le ménage et les lessives, le samedi après-midi pour les courses de la semaine suivante, en anticipant les repas. Le secret d'un bon planning est d'y laisser de la place pour l'imprévu et d'anticiper les tâches annexes auxquelles on ne pense pas : vous n'avez pas noté le temps de trajet en voiture ? Pourtant, si vous prévoyez

1 heure pour votre cours de yoga alors qu'il vous prend 1 heure 30 trajet compris, vous serez totalement décalée, débordée, stressée et en échec à la fin de la journée !

## Voyez la vie en couleur !

Classez vos tâches quotidiennes en fonction de leur priorité avec un code couleur. Par exemple, utilisez du rouge pour les tâches prioritaires, du violet pour les tâches à boucler avant la fin de la semaine et du vert pour les moins urgentes. Vous aurez ainsi une vision globale plus claire de ce qui vous attend. Organisation optimale garantie ! Bonus : prévoyez une couleur pour les tâches qui ne sont pas importantes et qui peuvent être supprimées ou déléguées.

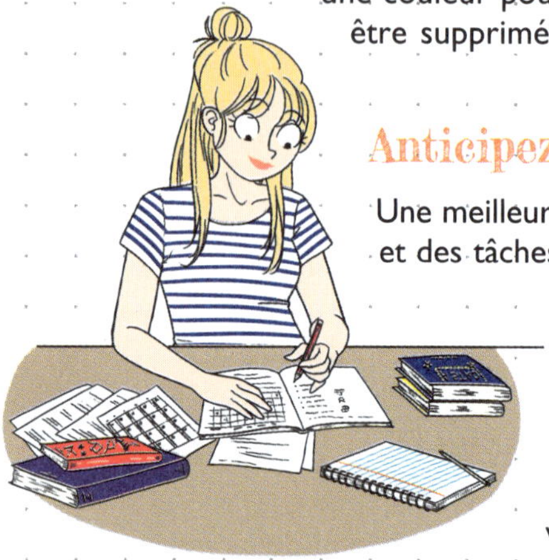

## Anticipez !

Une meilleure organisation passe par une anticipation des événements et des tâches à accomplir. Par exemple, la veille, préparez vos affaires et celles de vos enfants afin de gagner du temps pour le lendemain matin. Vous pourrez ainsi consacrer les précieuses minutes gagnées à une mini séance de Pilates, de méditation, de yoga ou tout simplement prendre le temps de savourer votre café dans un endroit calme où vous vous sentez bien ! Cela vous aidera à démarrer votre journée de manière plus zen !

## Sachez déléguer !

Même si cela peut sembler compliqué au début pour certaines, c'est une question d'habitude ! Déléguer est le secret des bonnes manageuses ! Vous pouvez commencer par confier certaines tâches du quotidien à votre partenaire et même à vos enfants en fonction de leur âge (mettre la table, vider le lave-vaisselle, étendre ou plier le linge ou encore passer l'aspirateur).

## Supprimez des tâches !

Est-il vraiment nécessaire de repasser le linge s'il a été étendu sans pli ? Devez-vous vraiment vous imposer toutes ces obligations ? Devez-vous vous conformer à toutes ces injonctions de la société (comme faire du fitness pour être mince) ou ces tendances (comme faire votre lait d'amandes maison), qui remplissent votre emploi du temps sans vous offrir de plaisir ni de satisfaction ?

## Prenez du temps pour vous et ralentissez !

Nous sommes aujourd'hui nombreuses à vivre à cent à l'heure. Apprenez à intégrer à votre emploi du temps des moments où « vous arrêtez le temps ». Des moments rien que pour vous mais que vous pouvez aussi partager en famille ou entre amis. Proposez à toute la famille de mettre la main à la pâte en préparant un bon repas sur fond de jazz ! Si cela vous fait plaisir, programmez-vous une séance de sport avec votre BFF ou bien offrez-vous un massage en solo… Bref, mettez-vous dans une bulle, faites-vous du bien et rechargez-vous en bonnes énergies !

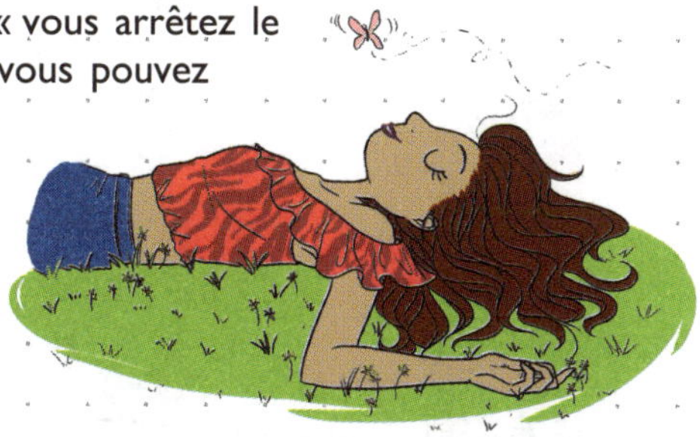

## Le soir, déconnectez !

Nous passons tous beaucoup de temps sur l'ordinateur, les téléphones et les tablettes. Et ça n'est pas sans conséquences. Ces petits appareils ont tendance à exciter et à stresser notre cerveau. Une fois rentrée chez vous, posez votre téléphone dans un endroit où vous le récupérerez seulement le lendemain matin ! À la place, plongez-vous dans un bon livre ou dans une playlist détente, allongée sur le canapé ! #ChillingIsLife !

## Apprenez à dire non !

Vous faites partie de celles qui aiment aider ? Parfois la gentillesse ou l'envie de plaire peuvent vous pousser à offrir votre précieux temps et toute votre énergie aux autres. Mais lorsque vous avez l'habitude de dire « oui » tout le temps, cela rend le « non » d'autant plus difficile ! Ainsi, le « oui », que vous offriez au départ avec plaisir, devient malgré vous une obligation. Le problème, c'est qu'à ne jamais dire non, vous cumulez stress et fatigue, vous courez dans tous les sens et vous ne prenez plus assez de temps pour vous. Apprendre à dire non, c'est accepter de se confronter à ses peurs profondes et aux conséquences éventuelles du refus, comme la crainte d'altérer votre relation avec un collègue ou votre boss, de créer une mauvaise ambiance au travail ou, pire, d'être rejetée. Et il peut en être de même avec vos proches. La solution ? Clarifier une bonne fois pour toutes dans votre esprit ce que vous êtes prête à accepter ou pas. Faites un tri entre ce qui est vraiment intéressant et important pour vous. Pesez le pour et le contre entre la volonté de plaire et le plaisir que vous en retirez. Plus vous serez en phase avec vos valeurs, vos priorités et vos besoins, plus il vous sera facile de trier les demandes. Dire « non », c'est aussi se faire respecter ! Exprimez toujours votre refus en restant calme et bienveillante, et tout se passera toujours bien !

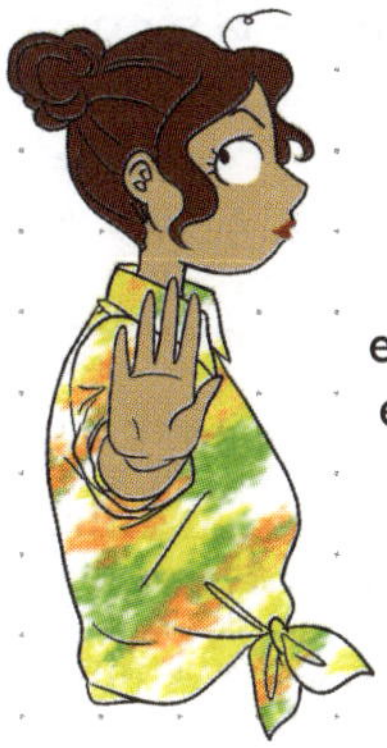

# Règle n° 2 : Je relativise !

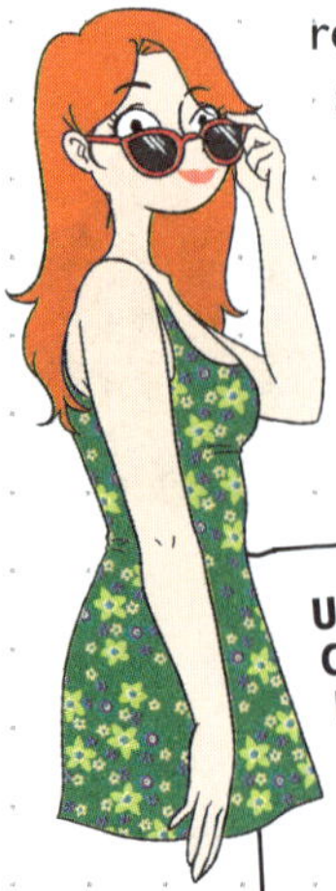

Face à une situation stressante, rien de tel que prendre un peu de recul pour faire retomber la pression. Que ce soit dans la vie pro ou perso, petits ou grands stress peuvent être surmontés.

## L'art de prendre du recul !

Prendre du recul c'est observer une situation de façon détachée, faire un pas en arrière afin de visualiser les choses dans leur ensemble. Le stress nous fait souvent agir précipitamment, sans avoir pris le temps de réfléchir. En relativisant une situation, on garde son calme et sa confiance en soi, ce qui nous aide à prendre de meilleures décisions et à nous débarrasser de cette impression de se noyer dans les contraintes et le stress.

**Un des meilleurs antistress : Call your BFF !**
Dans un moment de pic de stress, se confier à un ami permet d'obtenir du soutien et de prendre du recul grâce à un point de vue extérieur. De quoi apaiser ses angoisses et reprendre confiance en l'avenir !

## L'importance de la pensée positive

Lorsque l'on ne prend pas le temps de relativiser, on a tendance à se laisser porter par ses émotions et ses pensées négatives. Stress, colère, angoisse et peur sont tous de très mauvais conseillers qui nous empêchent d'avancer. Pour aller de l'avant, focalisez-vous sur le positif. Faites le point sur vos atouts, vos qualités, les avantages que vous offre telle ou telle situation, vos réussites précédentes, afin de vous rappeler que les choses ne sont pas si terribles que vous le pensiez de prime abord.

## Concentrez-vous sur l'instant présent

Dès le réveil, vous vous demandez comment vous allez pouvoir gérer le reste de la semaine. À midi, vous ressassez les remarques de votre boss pendant la réunion matinale. Penser à l'avenir et ressasser le passé sont bien souvent une source de stress et d'angoisse. Pour pallier cela, mieux vaut garder son esprit fixé sur le moment présent et sur le résultat qu'auront vos actions à court terme. À la fois antidote au stress et au surmenage, se concentrer sur l'instant présent permet de se recentrer sur soi et sur les choses essentielles. Nous sommes souvent débordées parce que nous faisons plusieurs choses simultanément ou que nous pensons à plusieurs tâches. L'une des clés consiste simplement à ne faire qu'une chose à la fois, en se focalisant pleinement sur elle, en s'y consacrant à 100 %. Vous avancerez deux fois plus vite et serez plus efficace !

**Les petits bonheurs**
Retrouvez énergie et apaisement en profitant de chaque petit bonheur de la vie, comme les manifestations d'amour de votre enfant ou de votre conjoint, une journée ensoleillée, un message de votre BFF ! Plutôt que de vous faire des nœuds au cerveau non-stop, prenez plutôt appui sur le présent. De cette façon, vous verrez plus facilement émerger des solutions à vos problèmes !

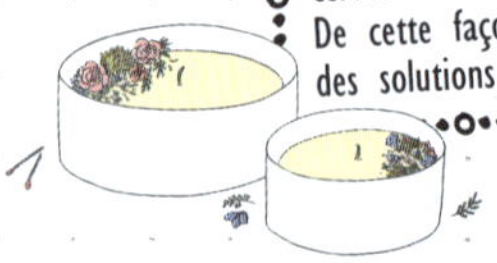

## Respirez et lâchez prise !

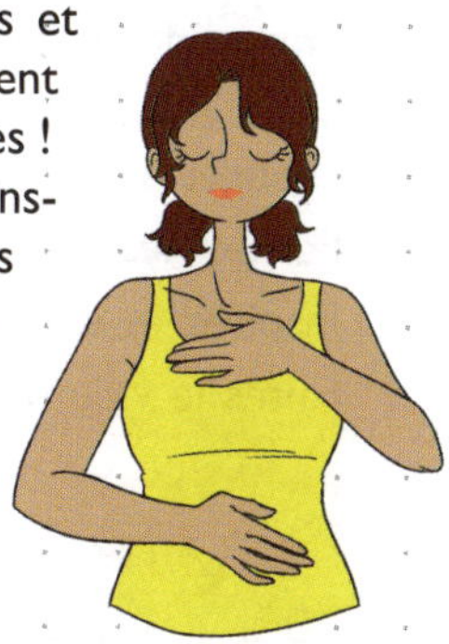

Une respiration ample et régulière fait naturellement baisser le stress et le rythme cardiaque. Cela vous apporte détente corporelle et apaisement mental. Voici une technique qui vous sauvera en toutes circonstances ! Connaissez-vous la respiration en rectangle ? Cet exercice consiste à inspirer durant quatre secondes, retenir son souffle durant deux secondes puis d'expirer durant quatre secondes pour enfin rester poumons vides durant deux secondes. Concentrez-vous sur cette respiration durant trois minutes en essayant de la pratiquer de la manière la plus fluide possible. Vous pouvez la pratiquer à n'importe quel moment de la journée et n'importe où (au bureau, dans les transports, sous la douche ou encore juste avant de dormir !).

# Règle n° 3 : Je ne doute plus !

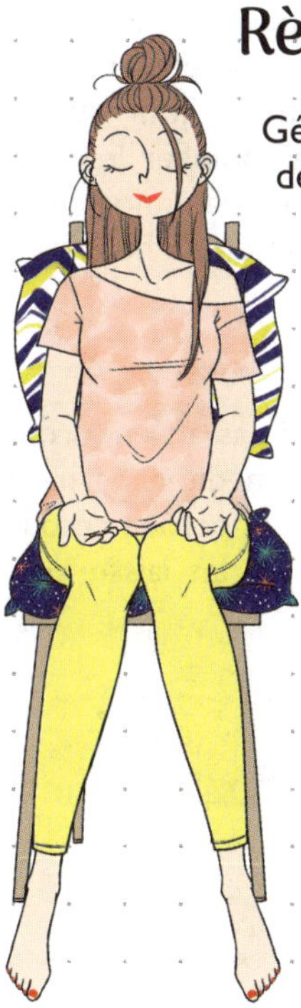

Gérer son stress sur l'instant T en relativisant et en prenant du recul est déjà très bien. Cela permet de vous calmer, d'être plus réfléchie et de voir les choses de manière beaucoup plus claire. Pour aller plus loin, il existe des techniques qui vous aident à gérer votre stress sur le long terme pour ne plus jamais le laisser vous envahir !

## Je me relaxe !

La relaxation est une technique de gestion du stress très efficace. Pour vous y mettre, rien de plus simple, il suffit de faire une pause et de vous laisser aller à la détente. La relaxation correspond à un relâchement musculaire qui permet de ramener le corps et l'esprit à un état de calme généralisé. Si vous avez beaucoup de responsabilités dues à votre travail, votre statut ou votre rôle de maman, vous avez besoin de lâcher prise de temps en temps sans culpabiliser ! C'est une excellente pratique qui améliore l'humeur au quotidien, diminue les maux de tête, renforce la concentration, contribue à la qualité du sommeil et donc combat la fatigue. En plus, grâce à la relaxation, vous allez apprendre à écouter votre corps, connaître vos limites et faire en sorte de ne plus les dépasser, en pleine conscience !

### Réussir sa relaxation en 7 points !

Peu importe la durée, vous devez avant tout trouver le moment opportun. Les lève-tôt peuvent s'offrir une relaxation matinale pour commencer la journée du bon pied. Si vous êtes plutôt du soir, optez pour une séance de relaxation au retour du travail. Même s'il n'y a pas de séance idéale, voici quelques conseils pour profiter au mieux de votre pratique :

1. Privilégiez une pièce où règnent le calme et la tranquillité.
2. Optez pour un éclairage tamisé et une température douce.
3. Portez des vêtements confortables.
4. Installez-vous en position assise sur un fauteuil confortable ou en position allongée sur le dos (avec une couverture si besoin).
5. Fermez les paupières.
6. Inspirez et expirez lentement, en contrôle.
7. Faites le vide dans votre tête.

## Je médite

Nous nous laissons souvent envahir par nos émotions et par le cafouillis de nos pensées. C'est épuisant et source de stress ! Un nettoyage du mental grâce à la méditation vous fera le plus grand bien ! Méditer a de nombreux bénéfices, à la fois sur le mental et sur le système immunitaire. La pratique permet de calmer les pensées, de revenir à soi et contribue ainsi à notre développement personnel. Méditer chaque jour durant plusieurs semaines aura pour effet de modifier le fonctionnement et la structure de notre cerveau : nos émotions se régulent, la mémoire et l'attention s'améliorent, le stress diminue durablement !

> Un événement stressant se profile ? Effectuez quelques séances de méditation les jours précédents (3 à 4 jours avant) pour être détendue le jour J !

### Réussir sa méditation en 8 points !

Ne confondez pas méditation et relaxation ! En méditation, on ne cherche pas à s'endormir mais à observer ce qui se passe : on n'est pas passif. Autre idée reçue : méditer, ce n'est pas arrêter de penser. Au contraire, durant une méditation, on est libre de penser ce que l'on veut, on observe ses pensées sans les alimenter puis petit à petit, on les laisse filer. C'est la pleine conscience. Voici quelques conseils pour vous lancer :

1. Trouvez un endroit calme et silencieux, où vous ne serez pas dérangée.
2. Adoptez une posture assise confortable, au sol en tailleur ou sur l'avant d'une chaise ou d'un canapé, sans vous appuyer sur le dossier afin de rester activement gainée, les pieds bien ancrés dans le sol, les mains sur vos cuisses.
3. Relâchez le corps mais tenez-vous bien droite, en vous grandissant, cela vous aidera à rester éveillée durant toute la séance.
4. Fermez les yeux.
5. Portez votre attention sur les sons autour de vous.
6. Familiarisez-vous avec votre souffle, observez vos inspirations et vos expirations.

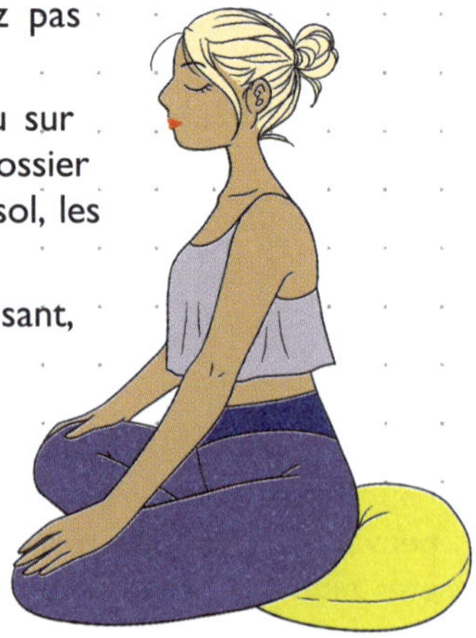

7. Laissez les pensées surgir sans les retenir, sans les condamner. Contentez-vous d'observer ce qui se présente comme les images d'un film qui apparaissent et qui disparaissent.
8. Débutez avec 5 à 10 minutes de méditation puis allongez le temps si vous en ressentez le besoin.

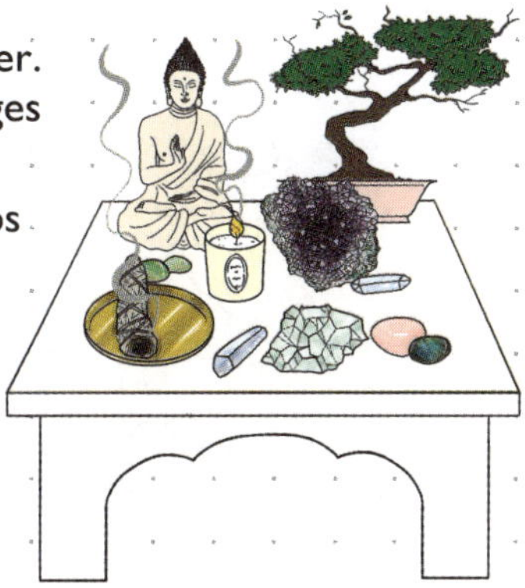

**Vous avez du mal à méditer ?**
Le recours aux mantras (phrases sacrées) peut vous aider ! « Man » signifie « penser » et « trâna », « protection ». Il s'agit de réciter une formule répétitive à voix basse ou dans votre tête. Le mantra doit être prononcé dans l'expiration en la faisant durer le plus longtemps possible. Sa charge symbolique contribue à vider la conscience pour y laisser un sentiment de paix. Vous pouvez par exemple répéter plusieurs fois le fameux « Om », le son originel, bénéfique pour calmer le système nerveux et les pensées (prononcez « AAAAAoooooooommmmm ») ou la formule « Shri Râm Jaï Râm ». Shri Râm, qui apporte l'harmonie dans les pensées et les désirs, sorte de prière bienveillante. En répétant un mantra durant toute la durée de votre méditation, le mental se purifie et tous les doutes s'envolent !

## J'utilise mon intelligence émotionnelle

L'intelligence émotionnelle correspond à la capacité à écouter ses propres sentiments et ses émotions. Elle permet de les analyser, de les hiérarchiser et d'en utiliser toutes les informations afin de mieux guider ensuite sa pensée et ses actions. Elle nous donne une meilleure compréhension, non seulement de nos émotions, mais aussi de celles des autres. Cette méthode permet de mieux gérer ses émotions dans le but de dompter son stress.

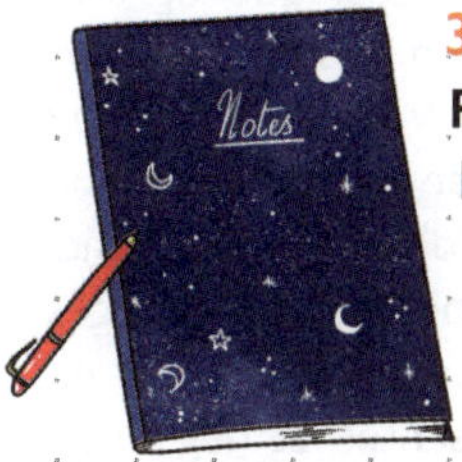


### 3 points clés pour bien l'utiliser !

**Prêtez attention à vos ressentis**

Lorsque l'on est dans le feu de l'action, on oublie facilement ses ressentis. Prenez l'habitude d'écouter vos émotions régulièrement, au fil de la journée. Vous pouvez prévoir des heures fixes ou choisir des repères comme le lever ou le retour du travail. Par exemple, notez sur un papier ce que vous ressentez le matin au réveil ou encore le soir juste avant de vous coucher. Essayez de trouver les mots justes pour décrire vos émotions et leur intensité. Si vous vous sentez anxieuse, précisez par exemple s'il s'agit d'une simple inquiétude ou de terreur.

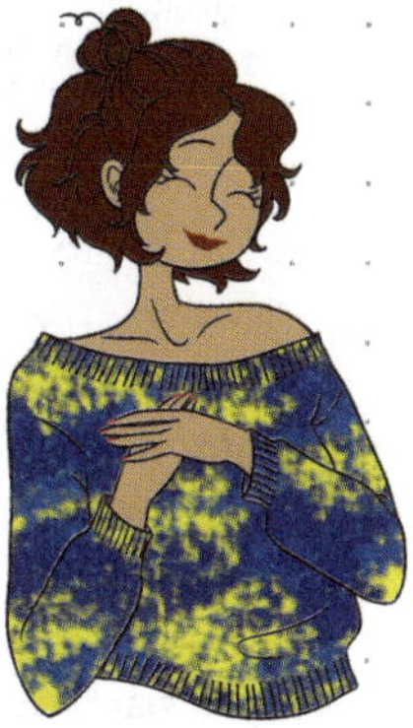

**Normalisez vos émotions !**

Dites-vous que vous êtes humaine et que c'est normal de traverser régulièrement des émotions. Faites preuve de bienveillance envers vous-même : ce n'est pas la peine de culpabiliser et de vous juger.

**Agissez !**

Lorsqu'une émotion vous traverse, elle ne s'installe pas, elle disparaît naturellement au bout de 90 secondes environ. À condition de ne pas la laisser vous envahir ! Pour gérer ces 90 secondes, concentrez-vous sur votre respiration et sur l'endroit de votre corps où vous ressentez le plus vivement votre (ou vos) émotion(s). Focalisez-vous particulièrement sur la gorge, le thorax et l'abdomen. Prenez de grandes inspirations et, au moment d'expirer, imaginez que vous libérez l'émotion.

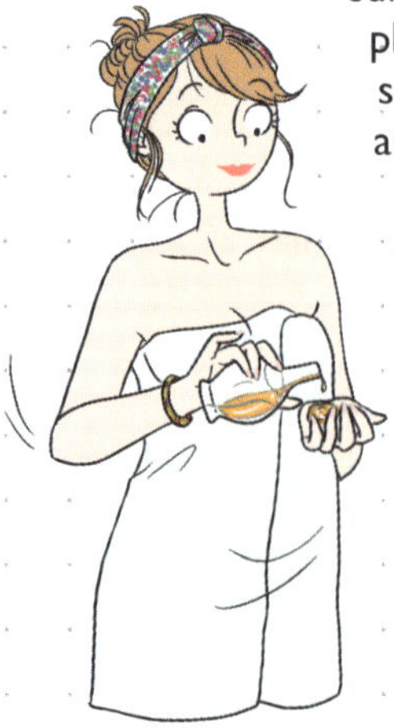

### Astuce en mode #NoExcuse : 15 minutes pour penser à soi !

Penser à soi permet de cultiver la sérénité et de résister au stress. L'objectif est de faire quelque chose que vous aimez, de prendre un moment rien que pour vous, au moins quinze minutes tous les jours. Accordez-vous un moment de détente. Prenez une douche puis faites ensuite tout un rituel beauté (crémez-vous le corps, massez-vous les pieds, faites vos ongles…), écoutez vos musiques préférées, lisez un livre, faites une séance de Pilates antistress dans une pièce où vous vous sentez bien, faites de la peinture ou méditez. La seule condition ? Interdiction durant ces quinze minutes de se servir d'un écran, adieu ordinateur, smartphone ou tablette !

## J'active le mode #EgoBoost : j'augmente mon estime de moi !

La confiance en soi ne tombe pas du ciel, elle se construit jour après jour. Le manque de confiance en soi peut être lié à l'éducation, aux remarques blessantes ou abusives. Être rabaissée, ridiculisée aux yeux des autres, que ce soit par des mots ou des gestes, constitue un obstacle majeur à une vie épanouie et vibrante. Dans vos relations aux autres, ce manque de confiance peut se traduire par une timidité excessive et vous empêcher d'être vous-même. Le manque de confiance en soi crée des blocages qui nous empêchent d'agir et qui distillent en nous des pensées dévalorisantes et négatives. Augmenter son estime de soi, à l'inverse, permet de mieux résister au stress : plus vous croyez en vous, plus vous vous sentez forte et à la hauter, plus vous éloignez le stress !

**Comment savoir si on manque de confiance en soi ?**
Vous attendez d'être en confiance pour commencer à vous livrer ? Vous avez peur du ridicule ? Vous craignez le regard des autres ? Vous ne parvenez pas à prendre des décisions ? Vous êtes plutôt effacée dans un groupe ? Vous vous répétez souvent ce type de phrases « je suis nulle » ; « je n'y arriverai jamais » ; « j'en suis incapable ». Stop ! La confiance en soi, ça se rebooste !

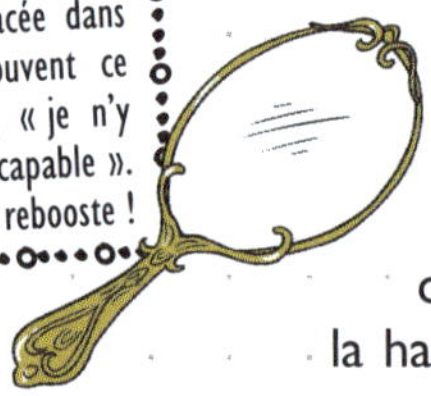

### 2 points clés pour un shoot d'ego boost !

**Glow up en modifiant votre discours intérieur**

Arrêtez de vous focaliser sur vos défauts et d'oublier vos qualités. Le dialogue intérieur conditionne beaucoup notre comportement, alors bannissez tout ce qui est de l'ordre de la dévalorisation ou de l'interprétation négative et remplacez ces pensées par un discours plus motivant, bienveillant et valorisant. Tant que vous vous sentirez badass, le stress ne passera pas par vous !

**Détachez-vous du passé**

L'éducation ainsi que les personnes qui s'en sont chargées transmettent des wagons de croyances limitantes qui entretiennent un regard négatif sur soi-même (par exemple, les femmes doivent être douces et rester à leur place, il faut être un génie pour réaliser un projet, etc.). Il est temps de vous construire un système de croyances qui vous est propre et de doper votre confiance en vous avec un mantra puissant : « J'ai en moi les pouvoirs de réaliser ce que je souhaite ». Répétez-le avec conviction, motivation et détermination chaque matin devant une glace et chaque soir avant de vous endormir. Ego boost assuré ! Donc croyez en vous et vous serez ce genre de femme qui sait gérer n'importe quelle situation sans stress !

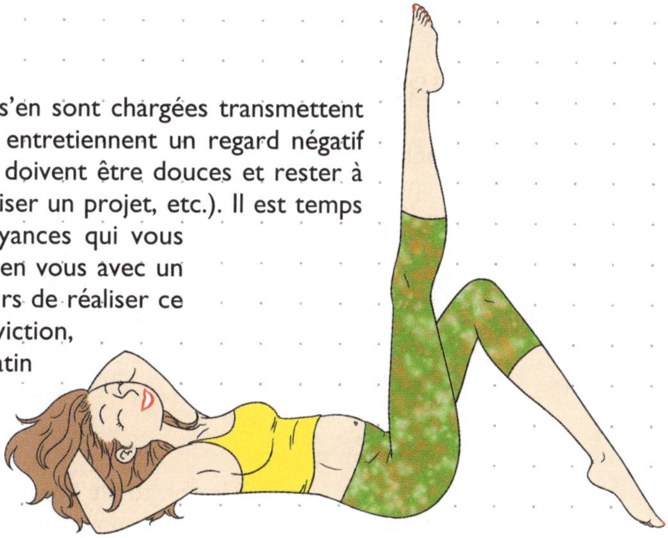

## Règle n° 4 : Je bouge !

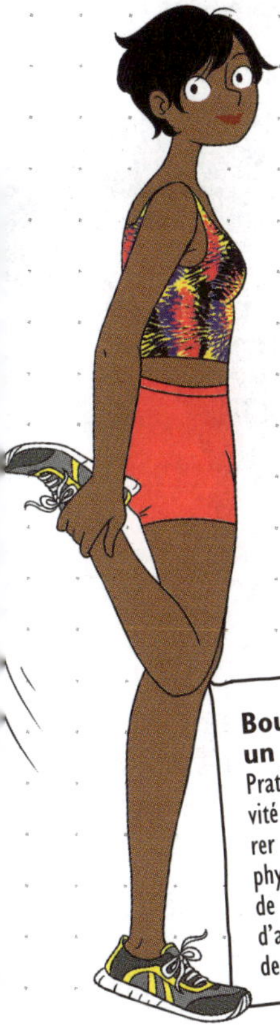

Bouger, c'est bon pour le corps mais aussi pour le moral ! Cela procure une meilleure estime de soi, réduit le stress, l'anxiété et la dépression. Ces bénéfices s'expliquent par des facteurs à la fois physiologiques, biologiques et sociaux. Lorsque vous faites bouger votre body, il secrète des endorphines, les hormones du bien-être. Elles ont un effet apaisant, diminuent le stress et l'anxiété et vous assurent un sommeil de meilleure qualité. Le cerveau libère de la dopamine, un neurotransmetteur qui intervient dans le mécanisme de la récompense, ce qui explique l'état d'euphorie et de plénitude ressenti à la fin d'une séance de sport et notamment de Pilates. Ces deux hormones provoquent chez l'humain une telle sensation de bien-être qu'une véritable dépendance peut s'installer ! Sur le plan psychologique, pratiquer une activité régulière va vous prouver votre volonté et vous offrir la satisfaction de devenir meilleure, de quoi booster votre confiance en vous ! En bougeant, vous vous concentrez sur autre chose et vous oubliez un temps vos préoccupations ou vos ennuis. C'est une manière de mettre à distance vos problèmes, non pas pour les fuir, mais pour prendre du recul afin de les aborder plus sereinement par la suite. Pour démultiplier les bienfaits et vous évader encore plus, pratiquez votre séance dans un cadre où vous vous sentez bien. #MoveToFeelBetter !

**Bouger régulièrement, un cercle vertueux ?**

Pratiquer régulièrement une activité physique contribue à améliorer l'hygiène de vie, la condition physique, le sommeil et l'estime de soi, et procure un sentiment d'accomplissement et de maîtrise de la discipline.

# Et le Pilates alors ?

Idéal pour apprendre à se concentrer et à se recentrer sur soi-même, le Pilates est autant une activité sportive qu'une discipline thérapeutique. Grâce à ses vertus calmantes, vous faites le vide dans votre tête, et c'est tout le corps qui se relâche ! Cette discipline est parfaite pour apprendre à mieux gérer les situations de stress et à relativiser les imprévus de la vie. Sur le long terme, il prévient et soulage les maux de dos et les tensions dues au stress. Alors, on se met vite au Pilates !

## Pratiquez zen avec LA bonne tenue !

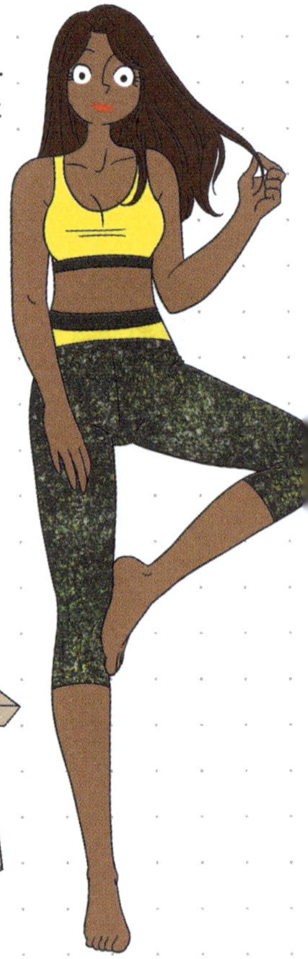

### Recherchez avant tout le confort !

LA bonne tenue doit vous offrir une totale liberté dans tous vos mouvements. Recherchez l'effet « seconde peau » avec des matières qui laissent respirer la peau et sèchent rapidement telles que l'élasthanne, le Supplex (un mix d'élasthanne et de polyamide) ou encore le Drycell (très efficace pour évacuer l'humidité de la peau). L'objectif est de trouver une tenue de Pilates tellement confort qu'elle se fera oublier pour que vous puissiez vous concentrer exclusivement sur votre pratique !

### Oups, my boobs ?

Même si vous pratiquez at home, pour plus de confort, changez-vous et enfilez votre tenue de sport. Oubliez l'idée de pratiquer en pyjama sans soutien-gorge au saut du lit ou en gardant votre lingerie fine en rentrant du boulot… Enfilez une brassière confortable (le maintien n'a pas besoin d'être aussi ferme qu'en running ou en fitness). Aujourd'hui, les brassières sont stylées et mettent aussi en valeur votre dos et votre poitrine. Si vous n'êtes pas à l'aise avec votre ventre, optez pour un haut léger par-dessus !

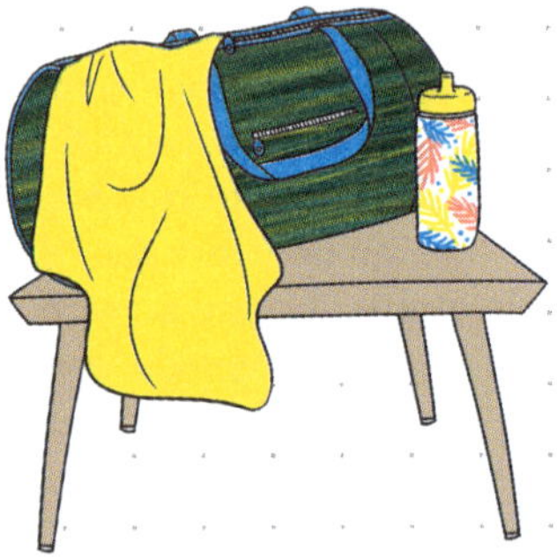

Si vous avez une poitrine qui va au-delà du bonnet C, il existe des brassières avec des bonnets préformés qui offrent un meilleur emboîtement et un meilleur maintien.

### Sneakers or barefoot ?

Le Pilates se pratique idéalement pieds nus afin d'avoir un meilleur ancrage au sol. Cela permet également d'avoir une plus grande stabilité lors des postures qui demandent un peu d'équilibre. Mais, en automne et en hiver, il peut être plus compliqué de rester nu-pieds.

La solution ? Des chaussettes antidérapantes qui vous garantissent une bonne accroche au sol ou au tapis, en plus de vous tenir chaud !

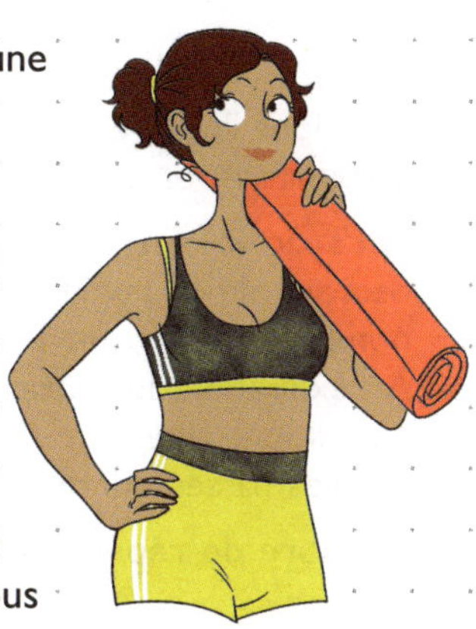

### Je choisis LE bon tapis !

En Pilates l'épaisseur du tapis a toute son importance ! Elle est généralement de 6 à 15 millimètres. En Pilates, pas mal d'exercices se pratiquent sur le dos et engagent la mobilité de la colonne. Il faut donc que l'épaisseur du tapis amortisse les mouvements et protège la colonne. Rendez-vous au rayon Pilates de votre magasin de sport préféré ou sur internet (n'oubliez pas de spécifier le mot Pilates pour votre recherche !). Préférez donc un tapis épais et qui possède au moins une face adhérente, pour tous les exercices debout : mieux vaut éviter de glisser !

## Je révise mes gammes en Pilates !

La respiration, les placements, l'alignement du corps, l'engagement des muscles profonds et stabilisateurs font partie des bases fondamentales à maîtriser afin de pratiquer efficacement. Vérifiez-les avant chaque séance en pratiquant cette liste d'exercices qui vous servira aussi de warm up !

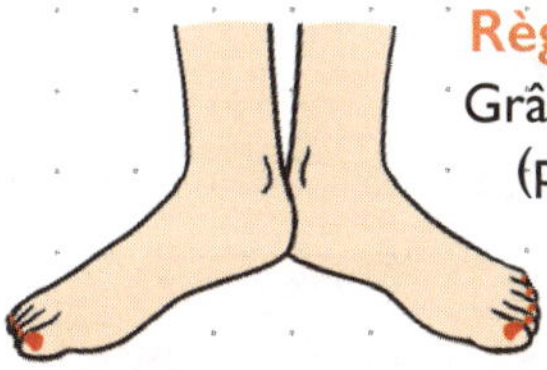

### Règle n° 1 : le V Pilates

Grâce à la rotation externe des hanches, les ischions (petits os pointus des fessiers) sont amenés à se rapprocher, les jambes sont en contact par les adducteurs et les mollets et forment ce qu'on appelle la ligne centrale. Cette position permet un meilleur engagement des muscles du plancher pelvien et du centre.

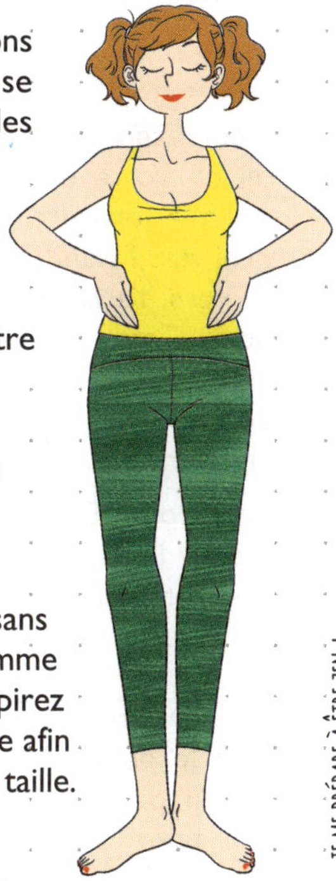

**Let's do it !** Debout, les bras le long du corps, collez vos talons l'un contre l'autre en ouvrant vos pieds vers l'extérieur pour former ce fameux V.

### Règle n° 2 : la respiration latérale thoracique, LA respiration Pilates !

Cette respiration est à adopter tout au long de la pratique.

**Let's do it !** Inspirez par le nez en faisant circuler l'air dans les côtes sans gonfler le ventre, c'est-à-dire en gardant la sangle abdominale engagée, comme si vous aviez un corset déjà à moitié serré autour de votre taille. Expirez ensuite par la bouche en aspirant votre nombril vers la colonne vertébrale afin de sentir ce corset imaginaire se resserrer un peu plus autour de votre taille.

**Nombre de répétitions :** 5 répétitions.

## Règle n° 3 : l'engagement du centre

Il englobe l'engagement du transverse et des obliques internes (muscles profonds de la sangle abdominale) et les muscles du plancher pelvien (dont le périnée).

**Let's do it !** En position debout, les pieds en V Pilates, placez les mains sur les côtes en dessous de la poitrine. Aspirez votre nombril vers la colonne. Inspirez sans relâcher le nombril en dirigeant l'air dans les côtes et observez vos mains s'éloigner l'une de l'autre. À l'expiration, les côtes s'abaissent et les mains se rapprochent l'une de l'autre. À chaque expiration, cherchez à aspirer le nombril vers la colonne vertébrale. Veillez à garder les épaules basses durant tout le mouvement.

**Nombre de répétitions :** 4 cycles respiratoires.

## Règle n° 4 : l'engagement du plancher pelvien (périnée)

Ce petit muscle en forme de hamac se situe dans la partie inférieure de la cavité abdominale et soutient les organes du petit bassin (vessie, utérus, rectum).

**Let's do it !** En position debout, les pieds en V Pilates, les bras le long du corps, visualisez votre plancher pelvien (zone qui s'étend du pubis au coccyx). Inspirez par le nez, puis expirez par la bouche en faisant comme si vous reteniez une envie pressante : lorsque les muscles du plancher pelvien s'engagent, il se produit comme un effet ventouse qui part du bas ventre et qui remonte jusqu'au nombril.

**Nombre de répétitions :** 4 répétitions.

## Règle n° 5 : le bassin neutre

Il correspond au placement naturel de votre bassin et de votre colonne lombaire. Le bassin ne va ni vers l'avant (antéversion) ni vers l'arrière (rétroversion). Cette position neutre permet d'exécuter chaque exercice en stabilisation et sans tension.

**Let's do it !** En position allongée sur le dos, bras le long du corps et jambes fléchies à 45°, pieds au sol écartés de la largeur du bassin, effectuez une antéversion du bassin (cambrez le dos) avant de revenir en position neutre puis enchaînez avec une rétroversion du bassin (poussez le

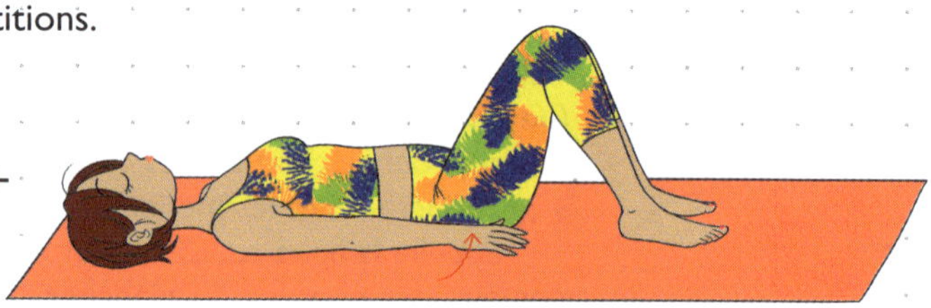

Rétroversion

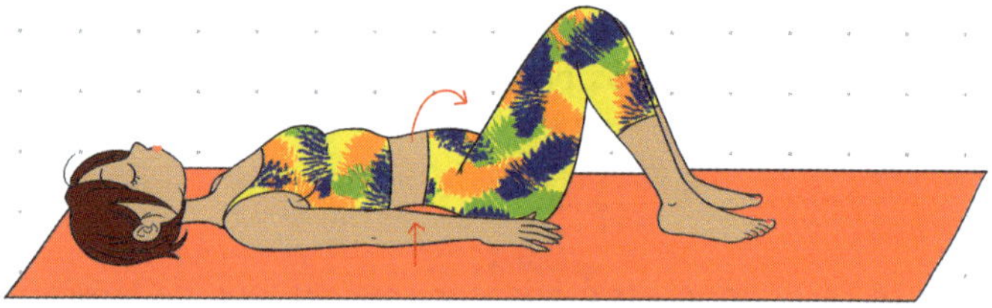

Antéversion

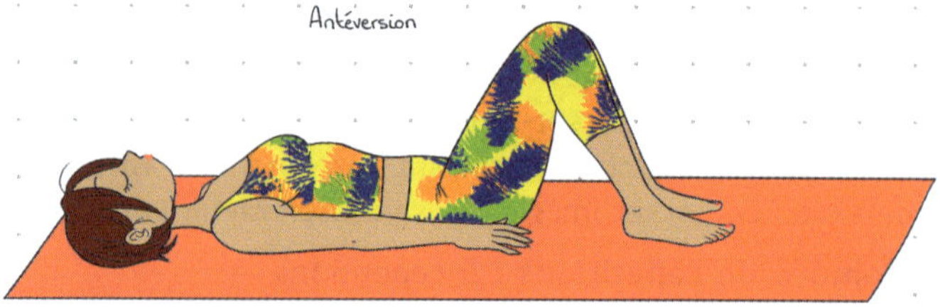

Position neutre

pubis vers l'avant) avant de revenir en neutre. Répétez cet enchaînement plusieurs fois afin de bien prendre conscience de ce positionnement neutre.

**Nombre de répétitions :** 6 mouvements en alternance (3 de chaque côté).

## Règle n° 6 : la stabilisation des épaules et du bassin

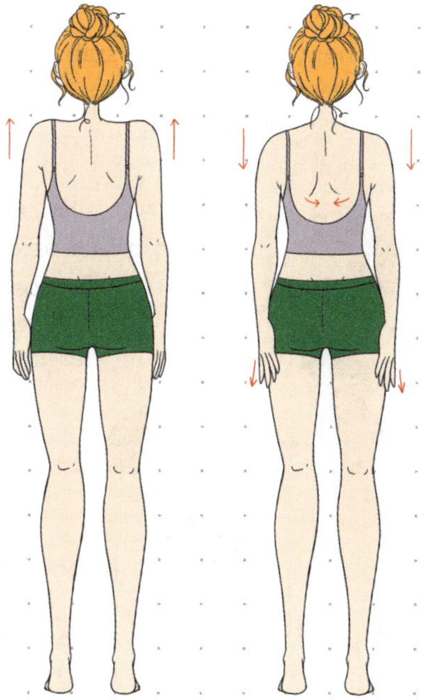

En Pilates, lorsque le corps est en mouvement, les épaules et le bassin doivent rester stables. Les omoplates doivent être connectées et immobilisées grâce aux fixateurs d'omoplates, ces muscles qui permettent d'abaisser les épaules et de ne pas créer de tensions dans les trapèzes, à la base du cou. Quant au bassin, il se stabilise grâce à l'engagement du centre (abdos) et des adducteurs (ligne centrale active). En plus de l'engagement du transverse qui agit comme une gaine, un bassin stable permet de sécuriser votre colonne vertébrale durant un mouvement !

**Let's do it ! Comment fixer ses omoplates ?**

En position debout, les pieds écartés de la largeur du bassin, les bras le long du corps, paumes tournées vers les cuisses. Inspirez en montant les épaules vers les oreilles. À l'expiration, abaissez les épaules en aimantant le bout de vos doigts vers le sol et en abaissant et en serrant vos omoplates jusqu'à sentir leur connexion, tout cela en engageant le dos volontairement. Recherchez en permanence l'ouverture de votre poitrine, les épaules éloignées des oreilles et l'engagement de ces petits muscles tout autour de vos omoplates.

**Let's do it ! Comment stabiliser son bassin ?**

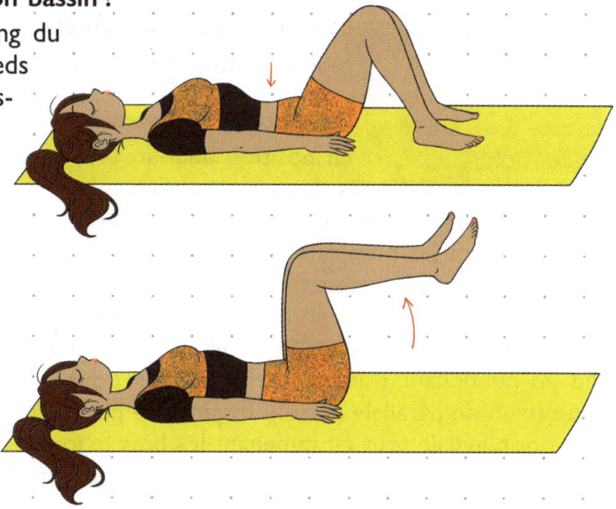

En position allongée, les bras le long du corps, les jambes fléchies et les pieds au sol écartés de la largeur du bassin, engagez votre centre en aspirant le nombril. Inspirez, puis à l'expiration, ramenez une jambe puis l'autre en chaise renversée, genoux à 90° du bassin et tibias parallèles au sol. Vos jambes doivent être toniques et vos genoux rester parallèles, écartés de la largeur du bassin. Sur l'inspiration, ouvrez une hanche à droite sans que le bassin bouge puis à l'expiration, refermez la hanche pour replacer la jambe dans la position initiale.

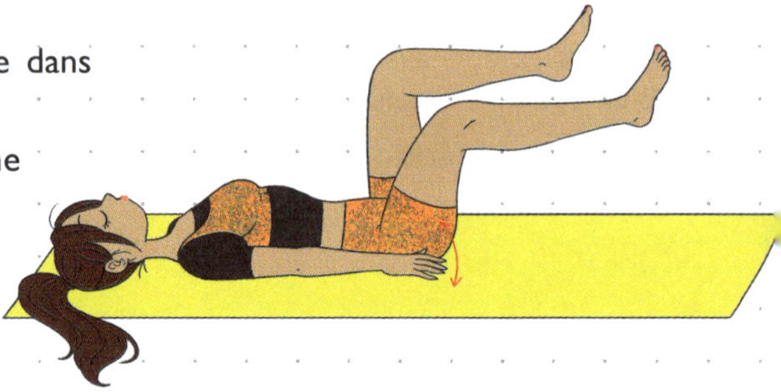

**Nombre de répétitions :** Faites la même chose à gauche en alternant les mouvements plusieurs fois pour bien observer comment le bassin se stabilise grâce à l'engagement du centre et de vos cuisses (adducteurs).

## Règle n° 7 : les 4 mouvements de la colonne

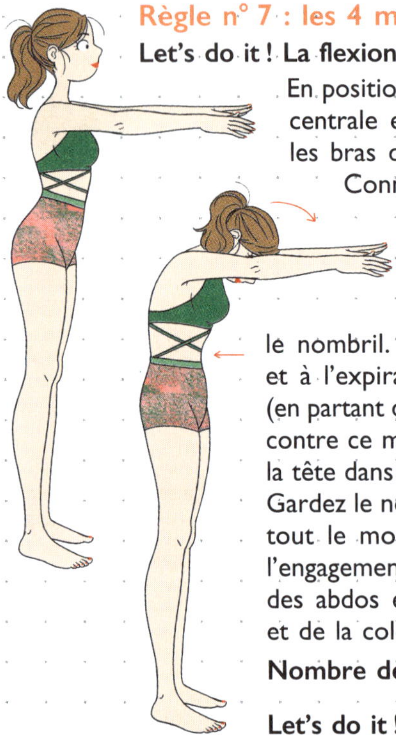

### Let's do it ! La flexion

En position debout, bras le long du corps, pieds en V Pilates, ligne centrale et centre engagés et bassin neutre. Inspirez en plaçant les bras devant, parallèles au sol (paumes tournées vers le sol). Connectez les omoplates afin de garder les épaules éloignées des oreilles et visualisez vos côtes flottantes et votre bassin. À l'expiration, enroulez d'abord le sommet du crâne puis cherchez à plonger par-dessus vos côtes et votre bassin tout en creusant votre ventre et aspirant le nombril. Inspirez de nouveau, imaginez un mur derrière vous et à l'expiration déroulez votre colonne vertèbre après vertèbre (en partant du bas de la colonne) contre ce mur, jusqu'à replacer la tête dans l'axe de la colonne. Gardez le nombril aspiré durant tout le mouvement. Cherchez l'engagement profond au niveau des abdos et l'étirement du dos et de la colonne vertébrale.

**Nombre de répétitions** : 3.

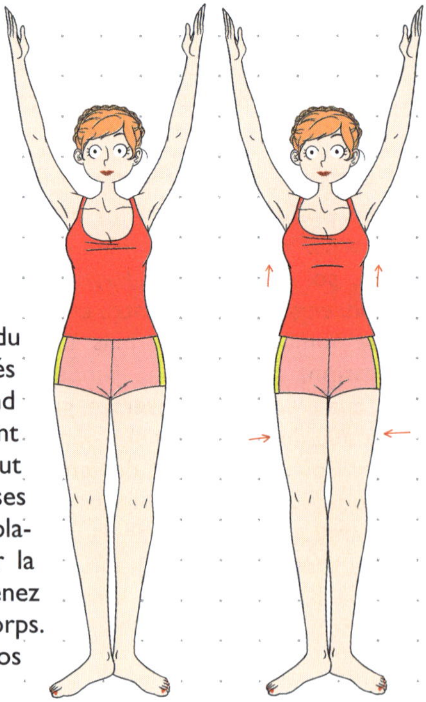

### Let's do it ! L'extension

En position debout, bras le long du corps, pieds en V Pilates, ligne centrale et centre engagés et bassin neutre. Inspirez en levant les bras vers le plafond tout en gardant les omoplates connectées (les épaules sont basses). À l'expiration, poussez le sternum vers le haut tout en ouvrant la poitrine et en pressant l'intérieur des cuisses l'une contre l'autre. Poussez le sommet du crâne vers le plafond en continuant d'abaisser vos épaules pour allonger la nuque (menton parallèle au sol). Inspirez de nouveau, revenez en position initiale tout en ramenant les bras le long du corps. Recherchez l'engagement entre les omoplates et dans le dos et l'étirement au niveau des abdos. Attention à bien garder le centre engagé pour fixer le bassin et les omoplates connectées pour fixer les épaules : le mouvement part uniquement de la colonne.

**Nombre de répétitions : 3.**

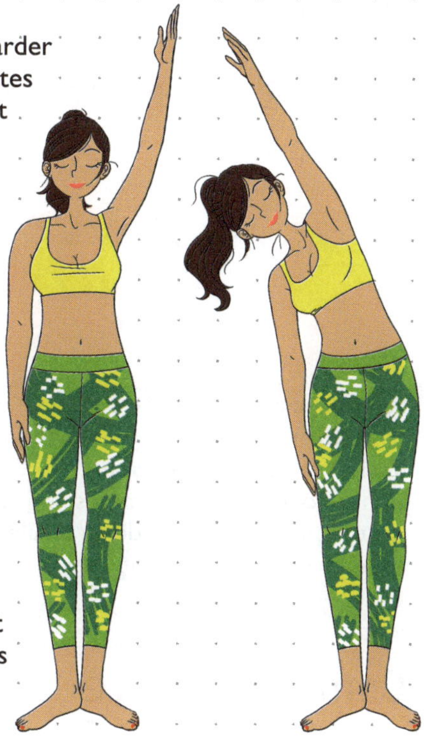

### Let's do it ! L'inclinaison

En position debout, pieds en V Pilates et bras le long du corps. Les bras sont tendus et toniques, le centre engagé et le bassin neutre. Inspirez en levant le bras gauche tout en faisant glisser l'omoplate vers le bas pour garder l'épaule gauche éloignée de l'oreille. Visualisez vos côtes flottantes et votre bassin à droite. À l'expiration, inclinez votre colonne vers la droite en passant par-dessus vos côtes et votre bassin tout en creusant votre taille (à droite) en aspirant le nombril. Allongez en permanence vers le sol le bras qui glisse le long de votre cuisse droite, pour garder l'épaule droite basse. Recherchez l'engagement dans la taille d'un côté et l'étirement de l'autre. Faites la même chose de l'autre côté.

**Nombre de répétitions :** 6 alternées (3 de chaque côté).

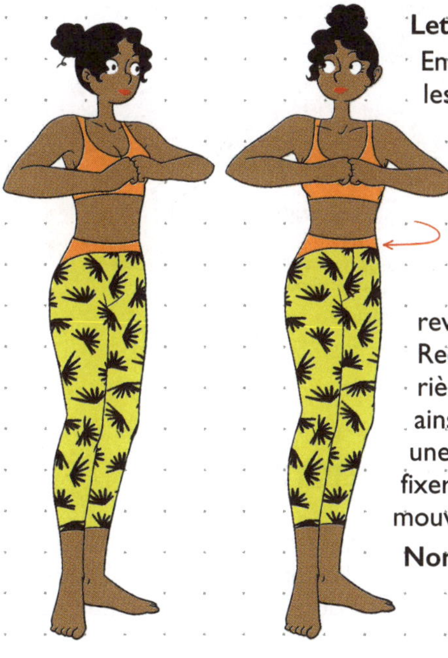

### Let's do it ! La rotation

En position debout, pieds en V Pilates, centre engagé. Placez les deux poings l'un contre l'autre à hauteur de votre poitrine et exercez une pression. Focalisez-vous sur la connexion des omoplates et le ressenti musculaire dans le milieu et sur les côtés du dos. Inspirez, puis à l'expiration, effectuez une rotation de la colonne vers la droite en gardant le nez, le menton, les poings et le sternum dans le même alignement. Inspirez et revenez ensuite en position de départ. Changez de côté. Recherchez sur chaque mouvement l'engagement dans l'arrière des bras (triceps), entre les omoplates et dans le dos ainsi que dans la taille (obliques), comme si vous essoriez une serviette trempée. Gardez le centre engagé afin de fixer le bassin, maintenez les épaules basses durant tout le mouvement.

**Nombre de répétitions :** 6 alternées (3 de chaque côté).

# Chapitre 3

# Mes programmes Pilates antistress

Être zen, c'est à la fois savoir gérer ses émotions, se centrer sur soi-même, garder un mental d'acier et savoir se ressourcer ! Ça tombe bien : tous les programmes qui suivent vont vous permettre de travailler ces compétences étroitement liées.

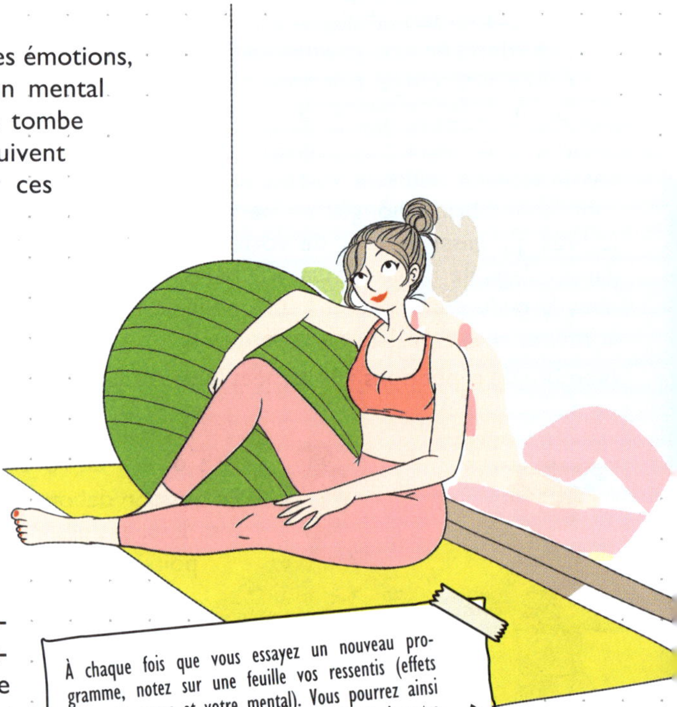

## Comment suivre ce programme ?

Tout simplement à votre rythme ! Commencez par celui de votre choix, vous pouvez même commencer par un programme bonus. Prenez le temps qu'il vous faut pour expérimenter tous les conseils et réalisez autant de fois que vous le voulez les routines Pilates au cours de la semaine. Tout ce qui va suivre est destiné à vous faire du bien et rien que du bien !

À chaque fois que vous essayez un nouveau programme, notez sur une feuille vos ressentis (effets sur votre corps et votre mental). Vous pourrez ainsi sélectionner le programme le plus adapté à votre mood et vos besoins du moment !

## Programme 1 : je contrôle mes émotions

Les émotions (angoisse, peur, déception, colère…) s'imposent à nous et nous n'avons d'autre choix que de les affronter. Lorsqu'elles ne sont pas maîtrisées, elles prennent le pas sur nos comportements et nos pensées pour finir par complètement nous envahir et susciter du stress ! Apprendre à identifier nos émotions et décoder les messages qu'elles nous envoient permet de créer de meilleures relations, d'abord avec soi-même puis avec les autres. Ce programme vous aidera à mieux les cerner et les contrôler pour dompter le stress.

**Mais qu'est-ce qu'une émotion ?**
Une émotion est tout simplement une réaction psychologique et physique face à une situation. Lorsque la peur, la colère, la joie ou encore la honte se manifestent, notre corps parle (rythme cardiaque qui s'accélère, pincement au cœur, estomac noué, rougissements, poings qui se serrent…) et dans notre tête ça donne un peu ça : « J'ai envie de crier ! de pleurer ! de rire ! ». Les émotions nous poussent à réagir pour rétablir notre équilibre et notre bien-être.

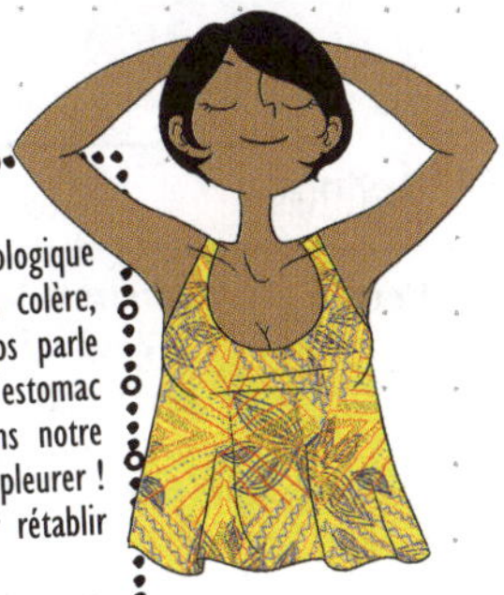

## Apprenez à identifier vos émotions

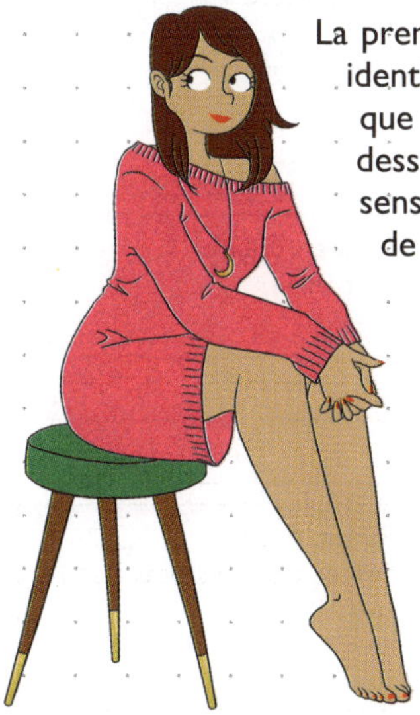

La première étape pour maîtriser ses émotions, c'est de parvenir à les identifier avec clarté. Faites « un arrêt sur image », repérez les signaux que votre corps et votre mental vous envoient et mettez des mots dessus. Posez-vous ce genre de questions : « Qu'est-ce que je ressens ? Est-ce de la peur ? de la tristesse ? de la colère ? du dégoût ? de l'ennui ? autre chose ? »

## Comprendre l'origine de ses émotions

Pour ne plus vous sentir victime de vos émotions, vous devez comprendre leur message. Pour cela, prenez le temps de réfléchir à la cause de votre émotion. Quel a été l'élément déclencheur ? Lorsqu'une émotion surgit, c'est en identifiant vos besoins non comblés (sécurité, sérénité, repos, bienveillance…) que vous parviendrez à trouver une meilleure stratégie de résolution du problème.

**Si l'émotion est causée par une personne**
Peu importe la discussion que vous devez avoir avec cette personne, que ce soit votre collègue, votre patron, votre amoureux ou votre BFF, il est important de choisir les bons mots. Au lieu d'accuser ou de faire des reproches, exprimez plutôt ce que vous attendez de la personne. Utilisez par exemple la technique de la communication non-violente : exprimez ce que vous observez de la situation, puis énoncez vos sentiments, vos besoins et enfin vos demandes/attentes. Par exemple : « De plus en plus de tâches annexes à mon poste me sont attribuées, cela me frustre car cela me donne la sensation que je ne suis pas respectée dans mes fonctions. Serait-il possible de mieux définir mes missions ? ». Cela vous permettra « d'ouvrir » la discussion, de l'apaiser afin de la rendre propice à la résolution des problèmes.

## En résumé…

Cet outil vous permettra, grâce aux signes de votre corps, d'identifier plus rapidement vos émotions et leurs messages.

| Émotion | Signaux du corps | Besoin | Moyen de l'exprimer |
|---|---|---|---|
| **Peur** | Le cœur bat vite, la respiration est coupée, on a mal au ventre, on tremble… | Besoin de se sentir en sécurité, d'être rassurée | Crier, pleurer<br>Respirer<br>Mettre en place une stratégie d'action<br>……………<br>……………<br>…………… |
| **Colère** | On fronce les sourcils, on serre les poings et la mâchoire… | Besoin de se sentir respectée, reconnue, de s'affirmer | Taper dans un coussin<br>Se défendre<br>……………<br>……………<br>…………… |
| **Tristesse** | On pleure, on a la gorge serrée et notre énergie est à plat… | Besoin d'être réconfortée, écoutée, de digérer l'expérience et de retrouver son équilibre | Pleurer, crier<br>Se confier<br>……………<br>……………<br>…………… |
| **Joie** | On rit, on sourit, on se sent légère et pleine de peps… | Besoin de cultiver le bien-être, le plaisir, les relations, de partager… | Parler, bouger<br>Serrer dans ses bras<br>……………<br>……………<br>…………… |

## Exprimez vos émotions

Vous avez identifié votre émotion ? Très bien ! Notez-la si besoin sur un bout de papier et notez également son intensité sur une échelle de 1 à 10. Maintenant, vous allez reprendre le dessus en contrôlant la façon dont elle va s'exprimer. À vous de prendre du recul et de décider du comportement que vous voulez adopter : réfléchissez comment agir positivement pour ne pas vous laisser submerger par cette émotion. Exemple : vous éprouvez un sentiment de colère ? Faites un exercice de respiration pour vous calmer et ne pas agir sur le coup de l'impulsivité, puis tapez dans un coussin pour vous défouler. Le plus important, c'est de ne pas refouler l'émotion, car elle risquerait de prendre beaucoup plus d'ampleur. Express yourself !

## Le conseil de notre sophrologue, Nathalie Prévost Grando : gérer ses émotions en apprenant à mieux respirer !

L'un des outils les plus efficaces pour retrouver le calme et apaiser ses émotions est sans nul doute la respiration. Et plus particulièrement la respiration consciente, qui consiste à formuler ses intentions de libération émotionnelle. Coupez votre téléphone et toutes les sources de distraction qui pourraient vous déranger. Cet exercice ne vous prendra que 5 minutes !

### La respiration carrée

La respiration carrée se compose de 4 étapes de même durée, plus ou moins longues selon vos capacités respiratoires et votre pratique. Commencez par 4 secondes par étape. Lorsque vous serez à l'aise avec cet exercice, vous pourrez facilement compter jusqu'à 7.

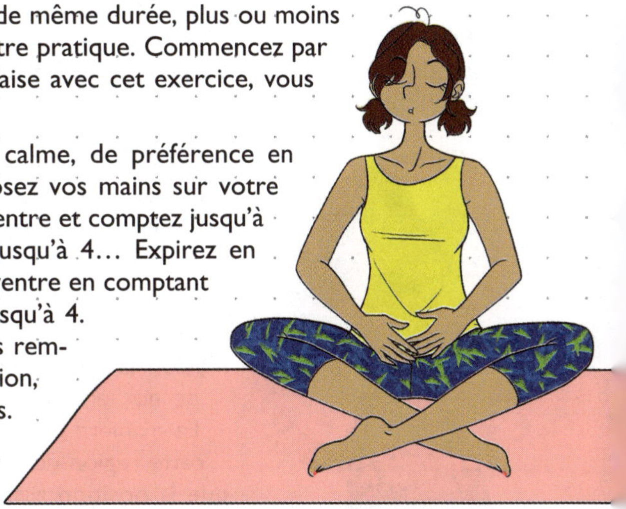

**Let's do it !** Installez-vous dans un endroit calme, de préférence en position assise. Tenez-vous le dos droit et posez vos mains sur votre ventre… Inspirez par le nez en gonflant votre ventre et comptez jusqu'à 4… Bloquez votre respiration en comptant jusqu'à 4… Expirez en soufflant par la bouche et en dégonflant votre ventre en comptant jusqu'à 4… Et bloquez vos poumons à vide jusqu'à 4. À chaque inspiration, posez l'intention de vous remplir de calme et de douceur et, à chaque expiration, de vous libérer de ce que vous ne désirez plus. Réalisez cet enchaînement 4 fois de suite et ressentez le calme et la sérénité s'installer dans votre esprit et votre corps.

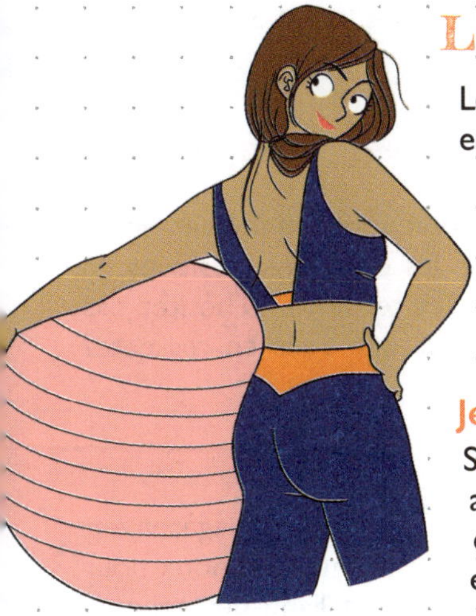

## Le Pilates et le contrôle des émotions

Le Pilates permet d'apprendre à mieux se connaître grâce à un ensemble de postures, de techniques de respiration et de relaxation. En plus de vous décharger en douceur de vos tensions, cette discipline a l'avantage de réguler les émotions ! Vous l'aurez compris : le but est d'extérioriser votre état intérieur pour atteindre un état de plénitude et de sérénité. Comment ça marche ?

### Je libère physiquement mes émotions

Si les émotions se logent dans nos tissus (muscles, tendons, articulations) sous forme de tensions, le Pilates permet de les dénouer grâce à un travail régulier de renforcement musculaire et d'étirements.

### Je me forge un nouveau mood !

Le Pilates demande une écoute de soi et de son corps qui vous tourne vers l'intérieur : vos sensations, vos émotions. Bref, il vous aide à mieux vous connaître et vous invite à mieux vous positionner dans votre vie (c'est-à-dire à affirmer ce que vous souhaitez et à dire non quand il le faut), de façon à ne plus refouler vos émotions. Avec le Pilates, vous vous affirmez, et cela participe à une meilleure gestion de vos états émotionnels et à plus de bien-être physique et mental.

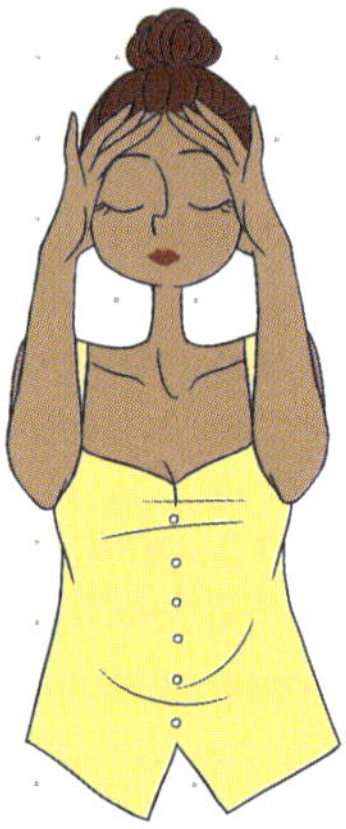

### J'acquiers une meilleure connaissance de moi-même

Le Pilates va bien au-delà des postures pratiquées sur le tapis. La connaissance de soi qu'apporte sa pratique offre une stabilité mentale et nous aide à nous positionner en tant que témoin de nous-mêmes : c'est-à-dire d'avoir conscience de notre état intérieur tout en prenant de la distance avec lui. Cela permet de ne pas nous laisser submerger par des vagues d'émotions, de garder la tête froide et ainsi de gérer nos conflits intérieurs.

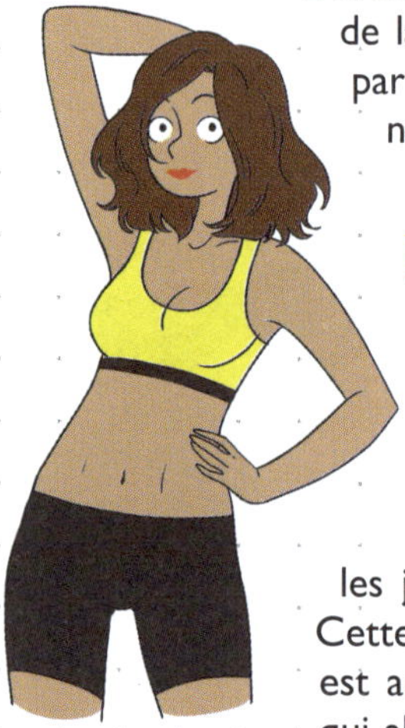

## Le bassin, siège des émotions !

Selon la philosophie du yoga, sœur de celle du Pilates, le siège de nos émotions se situe au niveau du bassin et des hanches. La manière de s'asseoir des Occidentaux a tendance à bloquer cette région du corps. En revanche, en Asie, on peut remarquer que la position assise la plus fréquente est la position accroupie, les jambes légèrement écartées, et ce même à des âges canoniques ! Cette position, qui libère le bassin grâce à l'ouverture des hanches, est aussi parfaite pour expulser les énergies et les émotions négatives qui abondent à cet endroit.

## Ma routine Pilates antistress : je contrôle mes émotions

Cette routine Pilates travaille sur les ouvertures de hanches pour vous aider dans votre détox émotionnelle. Les postures vous aideront à faire circuler les émotions positives en évacuant les négatives, celles qui sont à l'origine des nœuds et des tensions. N'hésitez pas à vous exercer à cette routine tous les jours et à la pratiquer dès que vous en ressentez le besoin. #Enjoy !

### Deep Squat

**Let's do it !** Debout, pieds écartés de la largeur du bassin, pointes de pieds légèrement tournées vers l'extérieur, poussez vos hanches vers l'arrière en fléchissant les genoux pour vous placer en position de squat complet, les fessiers en dessous de la ligne des genoux.

Les talons doivent rester posés au sol (si vous n'y arrivez pas, tenez-vous à un poteau ou à un pied de table pour vous aider) et le dos doit être le plus droit possible.

**Timing ?** Maintenez la position 30 secondes à 1 minute en respirant profondément.

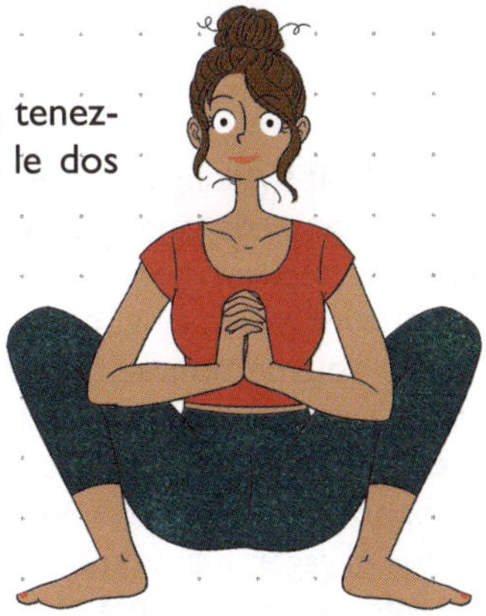

## Spine twist

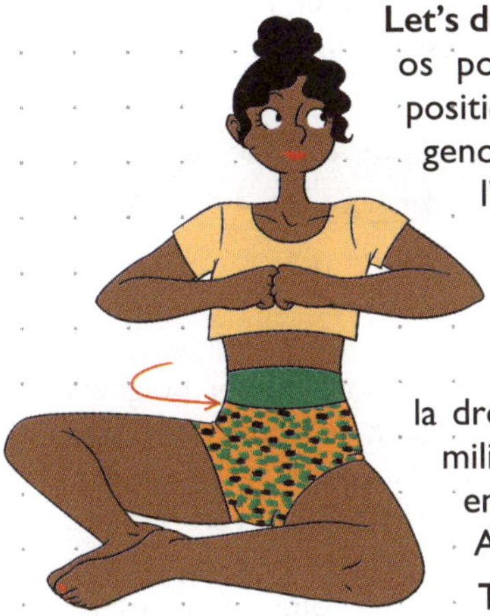

**Let's do it !** Assise sur les ischions (petits os pointus des fessiers), jambes en position diamant (hanches ouvertes, genoux au sol et plantes de pieds l'une contre l'autre), placez les deux poings l'un contre l'autre face à la poitrine. Exercez une légère pression entre vos poings afin de ressentir l'engagement de l'arrière des bras, du dos et la connexion des omoplates. Inspirez, puis à l'expiration, effectuez une rotation du buste vers la droite en gardant le nez, le menton et vos poings alignés avec le milieu de votre poitrine (sternum) sans bouger le bassin. Inspirez en revenant à la position initiale et faites la même chose à gauche. Aspirez le nombril vers la colonne durant tout le mouvement.

**Timing ?** 4 répétitions de chaque côté.

## Bridge

**Let's do it !** Allongée sur le dos, bras le long du corps, jambes fléchies et pieds écartés de la largeur du bassin. Inspirez en rétroversant le bassin (poussez le pubis vers le plafond). À l'expiration, décollez le bas des fesses, puis de façon progressive et contrôlée, faites monter votre bassin en décollant la colonne, vertèbre après vertèbre, jusqu'à ce qu'il soit aligné avec vos épaules et vos genoux. Inspirez de nouveau et, à l'expiration, redescendez en position initiale en commençant par reposer le haut du dos sur le tapis, vertèbre après vertèbre, en terminant avec un bassin neutre.

**Timing ?** 5 répétitions.

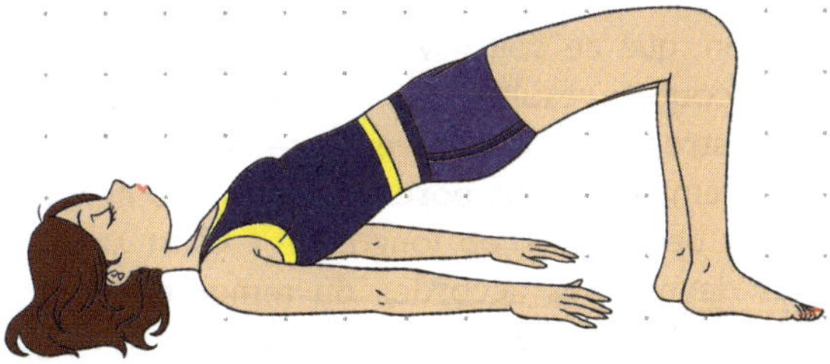

### Swan

**Let's do it !** Allongée sur le ventre, pieds écartés au-delà de la largeur du bassin, pointes de pieds orientées vers l'extérieur et mains posées au sol à côté de vos épaules. Inspirez, nombril absorbé vers la colonne. À l'expiration, sans pousser le sol avec vos mains, décollez la poitrine (pour une plus grande extension du dos, si vous le pouvez, poussez le sol avec vos mains jusqu'à tendre à moitié voire complètement vos bras). Durant ce mouvement d'extension de votre colonne, cherchez à éloigner vos épaules de vos oreilles en poussant le sommet de votre crâne en opposition (allongez votre nuque). Relâchez les fessiers et vos cuisses pour ne pas engager le bas du corps. Ici, on se focalise sur le renforcement postural du dos et l'ouverture et l'étirement des hanches.

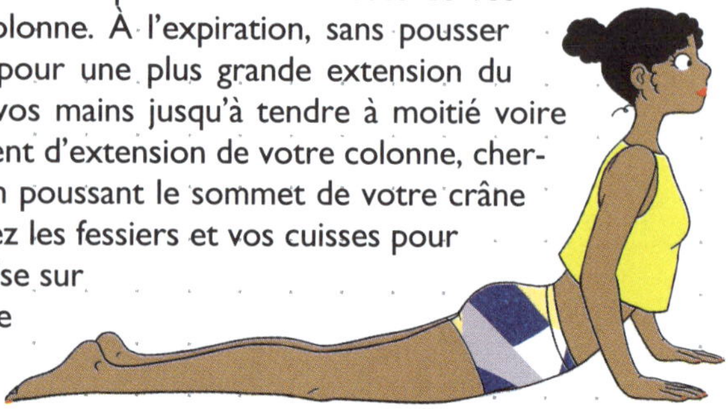

**Timing ?** 6 répétitions.

### Posture de l'enfant

**Let's do it !** Installée à quatre pattes sur votre tapis, les épaules à l'aplomb de vos poignets et les genoux à l'aplomb de votre bassin. Écartez les genoux à la largeur de votre tapis, puis inspirez. À l'expiration, poussez les fesses vers l'arrière pour les poser sur vos talons, avec les bras tendus vers l'avant. Opposez votre coccyx, tendu vers l'arrière, au bout de vos doigts, tendus vers l'avant. Étirez votre colonne et ouvrez bien les hanches.

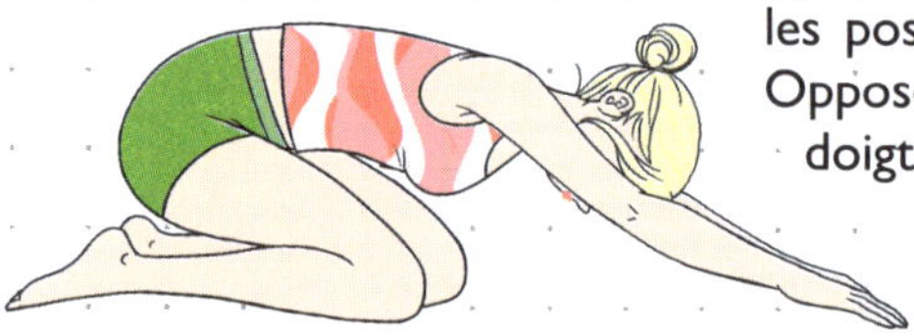

**Timing ?** Maintenez la position pendant 6 à 10 cycles respiratoires.

# Programme 2 : je me recentre sur moi-même !

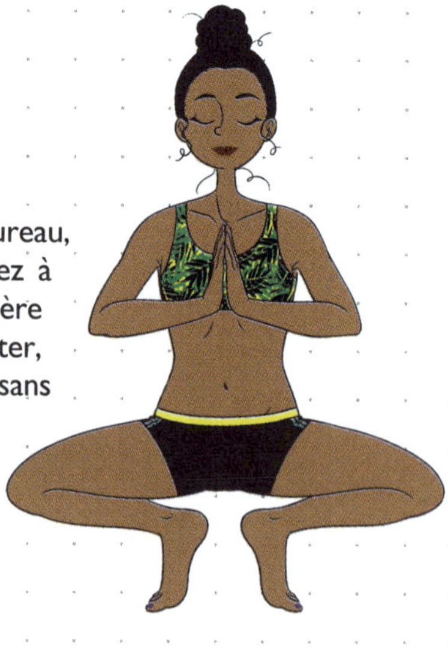

Vous ne savez pas dire non, que ce soit à vos amis ou au bureau, vous ne savez pas vous écouter, résultat vous vous retrouvez à courir partout et ça vous stresse ? À quand remonte la dernière fois que vous avez pris le temps de vous poser, de vous écouter, de penser à vous et à vos besoins ? Trop longtemps ? C'est sans doute le signe que vous devez vous accorder du temps et vous recentrer sur vous-même ! Grâce à ce programme et aux conseils sophro-feel good, vous allez retrouver sérénité et douceur de vivre !

## Se recentrer, c'est prendre du recul

Cette action vous permet d'évacuer le stress, les projections anxieuses, les pensées négatives ou les idées noires pour réorienter votre concentration et votre énergie vers l'essentiel. Une fois votre énergie recentrée, vous êtes à nouveau en accord avec vous-même et en paix avec votre environnement. #VivezLeMomentPrésent !

**Comment savoir si j'ai besoin de me recentrer ?**
C'est le cas si vous vous sentez anxieuse, stressée, angoissée, si vous êtes hypersensible, que vous êtes parasitée par des pensées limitantes (« je me sens nulle » ; « je suis incompétente » ; « je me sens inutile »), un manque de motivation ou encore une fatigue chronique.

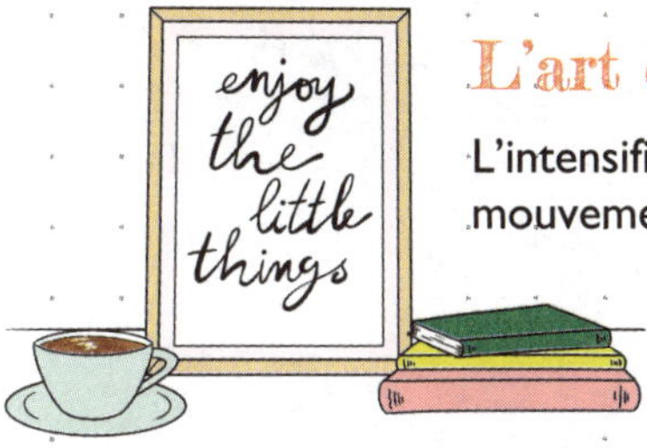


## L'art de la Slow Life !

L'intensification du stress dans la vie moderne a donné naissance au mouvement « Slow » ou « l'art d'appuyer très fort sur la pédale de frein ». Ce mode de vie a comme principe d'épanouissement tout simplement de concilier vie professionnelle, personnelle et amoureuse avec plus de bienveillance et en prenant le temps de vivre à son rythme. Fini la course contre la montre, le sentiment d'être débordée, laissez place à la sérénité ! La slow life invite à ralentir pour reprendre en main le cours de sa vie, en récupérant les rênes de son temps, de ses priorités et de ses activités.

### La Slow Life en 6 points clés

1. Développer et apprécier le partage avec les autres, à travers les nouvelles rencontres, les moments en famille et entre amis.
2. Stimuler ses sens et sa créativité : cuisiner, peindre, pratiquer le DIY…
3. Renouer avec la nature : faire des randonnées à pied ou à vélo, s'aérer en forêt, en bord de mer ou à la montagne…
4. Prendre le temps de vivre et de savourer l'instant présent : ne pas regarder l'heure le week-end en vivant à son propre rythme, se déconnecter après le travail (ne regarder ni mails ni appels pro !)…
5. Apprendre à écouter son corps pour être en accord avec soi-même : se reposer quand on en ressent le besoin, faire des siestes de 15 minutes quand on en a l'opportunité…
6. Vivre autrement en tendant vers la simplicité et vers une consommation raisonnée : prendre le temps d'éprouver la durée d'un trajet – plutôt que de prendre la voiture ou les transports, marcher ou prendre le vélo pour regarder ce qui se passe autour et non ses pieds !

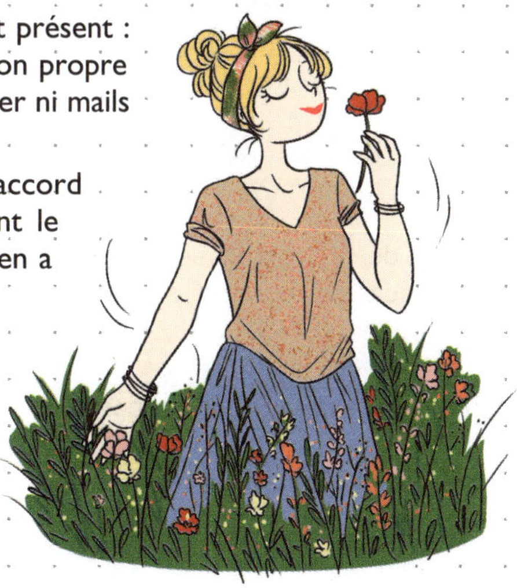

## Le bonheur est en vous !

En vous recentrant sur vous-même, vous parviendrez plus facilement à identifier vos réels désirs ainsi que les besoins de votre corps et de votre esprit. Vous allez aussi prendre conscience que tout ce dont vous avez besoin est déjà ancré en vous. Une fois que vous aurez réalisé cela, ce lifestyle vous permettra d'accéder à toutes vos ressources et ainsi d'optimiser votre potentiel dans chaque étape de votre vie ! #HappinessStepByStep

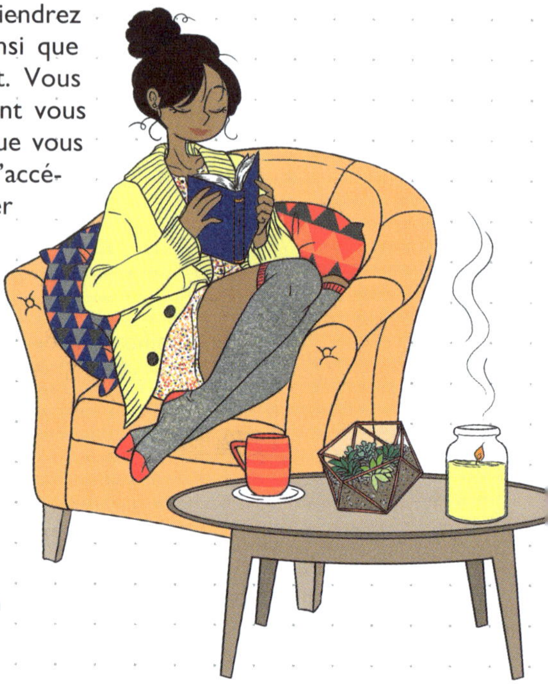

## Les 5 pratiques les plus efficaces pour se recentrer sur soi-même

N'attendez pas de flirter avec vos limites et de frôler des formes graves de stress, comme le burn-out ou la dépression, pour adopter ces pratiques ! Intégrez ces habitudes à votre quotidien pour recharger les batteries.

1. Pratiquez la méditation,
2. Faites de la sophrologie,
3. Faites régulièrement des breaks (octroyez-vous du temps pour des activités qui vous plaisent, telles que lire, faire du sport, et laissez-vous le droit de vous ennuyer…),
4. Cultivez votre authenticité et agissez en accord avec vos valeurs,
5. Faites le tri chez vous (voire dans vos activités et vos relations) pour laisser la place à l'essentiel.

## Le conseil de notre sophrologue Nathalie Prévost Grando : rituel quotidien focus on me !

Profitez de ce programme pour mettre en place un rituel bien-être du matin, qui développera vos capacités d'accueil et d'ouverture de vos ressentis afin de vous recentrer sur vous-même.

### Exercice des rotations cérébrales OUI/NON

Commencez votre journée par le 1er mouvement : tournez votre tête de gauche à droite, puis de droite à gauche, dites NON au stress et à la colère, NON au temps qui file trop vite et dans lequel vous vous oubliez.

Pour le 2e mouvement, basculez la tête de haut en bas, dites OUI à la détente et à l'apaisement, oui au fait qu'aujourd'hui vous allez écouter votre corps et vos ressentis.

Pour le 3e mouvement, faites des rotations complètes et soyez en gratitude, accueillez votre capacité à orienter vos pensées, prenez acte de votre capacité à prendre les décisions nécessaires pour vous libérer du temps, à mettre de la souplesse dans votre vie…

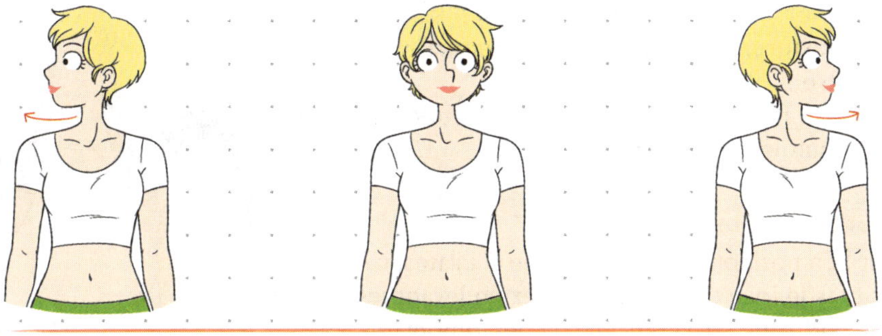

1er mouvement

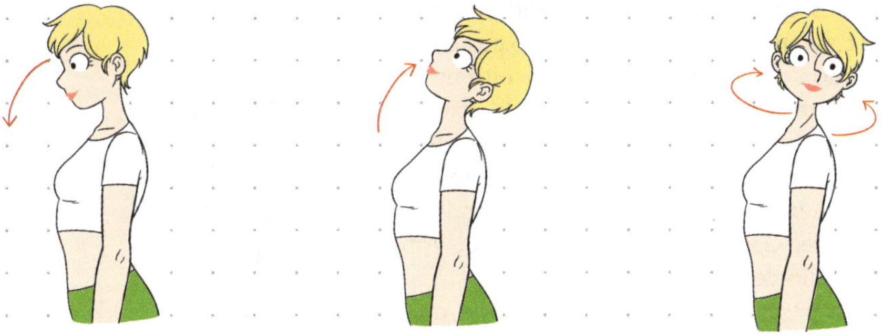

2e mouvement

3e mouvement

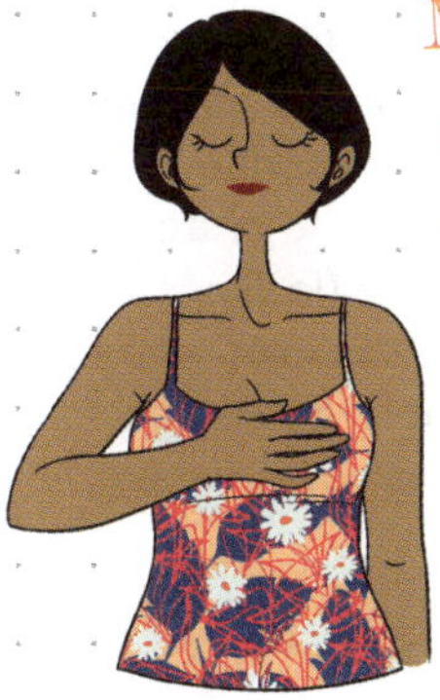

## Ma routine Pilates antistress : je me recentre sur moi-même

En Pilates, on ne force pas, on contrôle ses mouvements, on ressent ses muscles travailler, ce qui nous permet, séance après séance, de mieux connaître notre corps, de nous recentrer sur lui et sur le moment présent. La concentration requise par cette discipline nous incite à entrer en immersion dans notre intériorité et ainsi à nous recentrer sur notre bien être.

Tous les exercices de cette routine travaillent le centre du corps, appelé « Power House » en Pilates. Puissant centre du corps qui nous ramène

au nombril, à nous-mêmes, et nous invite à nous replacer au cœur de notre corps, de nos pensées et de notre existence. Tous ces exercices visent à éliminer les tensions nerveuses, musculaires et mentales et contribuent de ce fait à rétablir la paix intérieure. Sur les quatre premiers exercices, soyez focus sur votre centre et cherchez les sensations en profondeur. À chaque inspiration, cherchez à ouvrir un peu plus la cage thoracique pour étirer votre sternum et votre diaphragme, souvent trop contractés par le stress. À chaque expiration, engagez davantage le centre en aspirant le nombril vers la colonne. Sur la dernière posture, lâchez prise et ne pensez qu'à votre bien-être !
N'hésitez pas à reproduire cette routine quotidiennement dès que le besoin s'en manifeste.

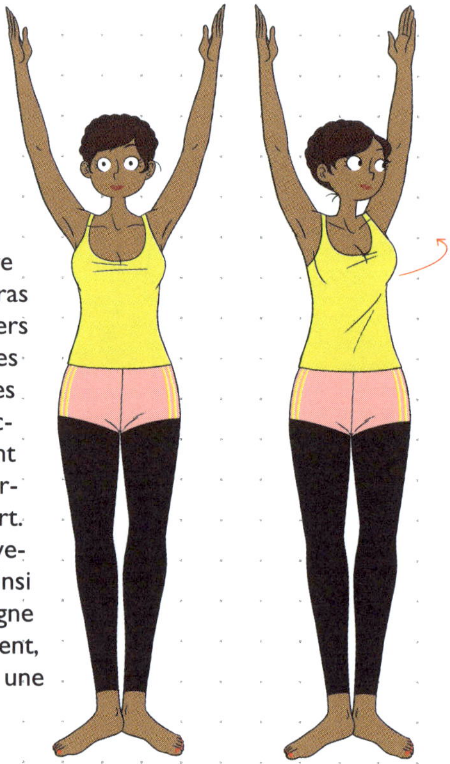

## La torsion debout

**Let's do it !** En position debout, pieds en V Pilates, centre engagé et bras le long du corps. Inspirez en levant les bras vers le plafond tout en faisant glisser les omoplates vers le bas. Focalisez-vous sur la connexion des omoplates avec les épaules basses et sur le ressenti au milieu des omoplates et sur les côtés du dos. À l'expiration effectuez une rotation de la colonne vers la droite en gardant le nez et le menton dans l'alignement de la colonne vertébrale. Inspirez en revenant dans la position de départ. Alternez de l'autre côté. Recherchez, dans chaque mouvement, l'engagement entre les omoplates, dans le dos ainsi que dans la taille. Gardez le centre engagé et votre ligne centrale active afin de fixer le bassin pendant le mouvement, recherchez l'impression d'essorer votre taille comme une serviette trempée.

**Timing ?** 8 répétitions alternées (4 de chaque côté).

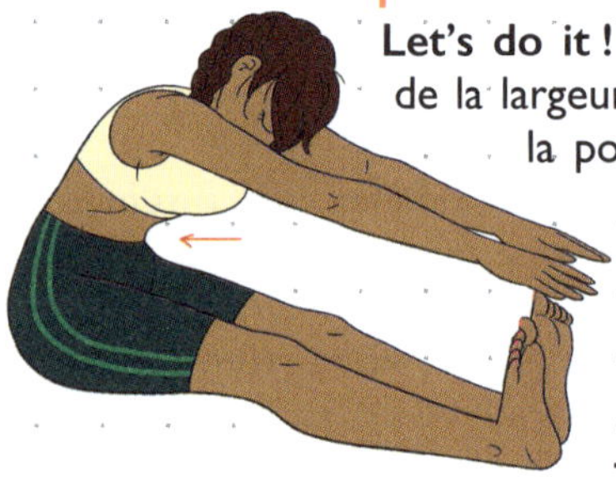

## Spine stretch

**Let's do it !** En position assise, dos droit, jambes tendues et ouvertes de la largeur du tapis, pointes de pieds flexes. Inspirez dans le haut de la poitrine, expirez en aspirant le nombril vers la colonne tout en enroulant d'abord le sommet du crâne puis le reste de la colonne autour d'un gros ballon imaginaire (le dos s'arrondit et le ventre se creuse, dessinant un C avec votre colonne). Cherchez durant le mouvement à passer par-dessus les côtes et le bassin tout en aspirant votre ventre.

**Timing ?** 6 répétitions.

## Travail en chaîne croisée

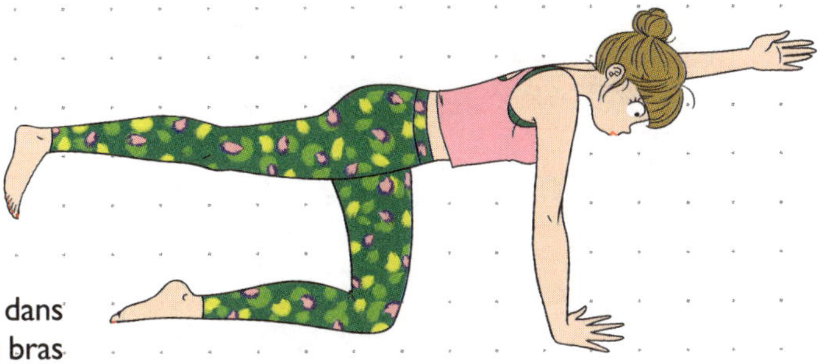

**Let's do it !** Installée à quatre pattes, les poignets alignés avec les coudes et les épaules, les genoux avec le bassin et le sommet du crâne dans l'axe de la colonne (regard entre les mains). Décollez le bras droit et la jambe gauche du sol pour les aligner dans l'axe de la colonne. Inspirez en pliant le bras et la jambe et en ramenant le genou gauche vers la poitrine et le bras à droite contre les côtes. Aspirez le nombril vers la colonne et laissez le dos s'arrondir légèrement sans déconnecter les omoplates. Expirez en tendant de nouveau le bras droit et la jambe gauche dans l'axe de la colonne tout en activant l'arrière de la cuisse, le fessier et le centre (en aspirant le nombril).

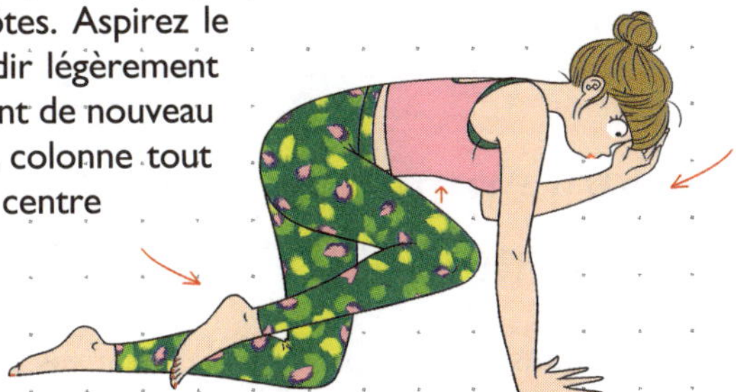

**Timing ?** Faites 10 répétitions d'un côté puis alternez la position des bras et des jambes pour 10 répétitions de l'autre côté.

## Planche frontale

**Let's do it !** En position de gainage sur les mains, bras tendus, jambes tendues et serrées. Les épaules, coudes et poignets sont alignés, le bassin dans l'alignement du dos, le regard entre vos mains. Le centre est engagé (nombril aspiré). Maintenez cette position statique en vous focalisant sur l'engagement du centre. À chaque expiration, aspirez un peu plus le nombril vers la colonne afin de creuser davantage le ventre, en cherchant une sensation de contraction musculaire plus intense et plus profonde.

**Timing ?** 5 à 10 cycles respiratoires.

Si vous avez les poignets fragiles, placez-vous sur les poings ou les avant-bras. Si le bas de votre dos tire trop, vous pouvez poser les genoux au sol.

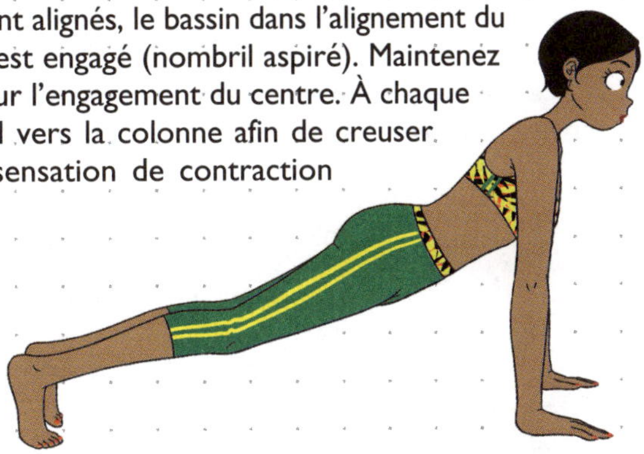

## Posture du cadavre

**Let's do it !** Allongée sur le dos, les épaules relâchées sur le sol (vers l'arrière) bien loin de vos oreilles, écartez vos bras du buste, bras et paumes tournées vers le plafond. Le dos, le buste et le ventre sont ancrés, relâchés et s'enfoncent lourdement dans le sol. Les jambes sont complètement tendues et également relâchées dans le sol, laissez les hanches et les jambes s'ouvrir, les pointes de pieds orientées vers l'extérieur. Relâchez le visage, détendez

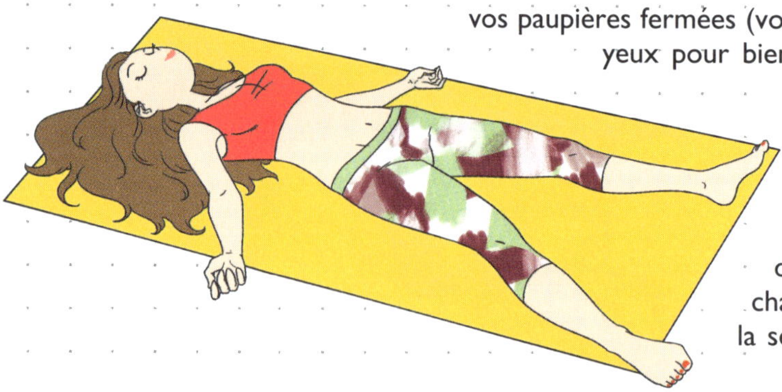

vos paupières fermées (vous pouvez poser un foulard sur vos yeux pour bien les apaiser) et décollez la langue du palais. La respiration doit être naturelle, paisible et douce.

**Timing ?** Restez autant de temps que vous le souhaitez en inspirant et en expirant profondément. Lâchez un peu plus prise à chaque expiration. Focalisez-vous sur la sensation de bien-être.

# Programme 3 : je renforce mon mental !

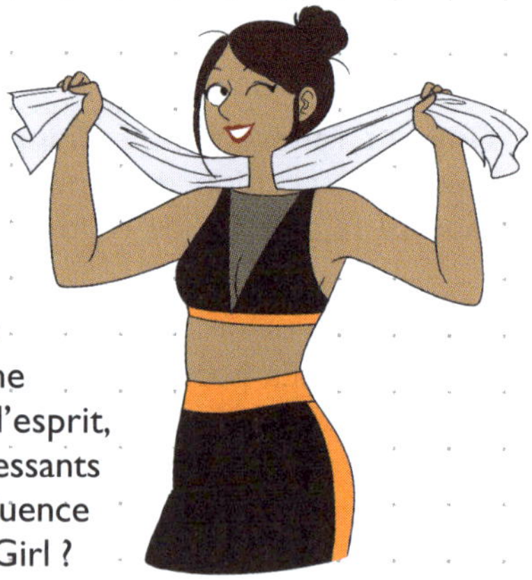

La vie nous réserve parfois des surprises qui éprouvent notre sérénité émotionnelle et notre détermination. Dans certaines situations, il vaut mieux pouvoir compter sur un mental d'acier et être capable de se surpasser physiquement et mentalement. Plus on entraîne son mental, plus on gagne en persévérance, en confiance en soi et en ouverture d'esprit, et plus on est à même de gérer avec brio les événements stressants qui se présentent. N'oubliez jamais : un mental strong influence grandement la réussite ! Alors, prête à être une #WarriorGirl ?

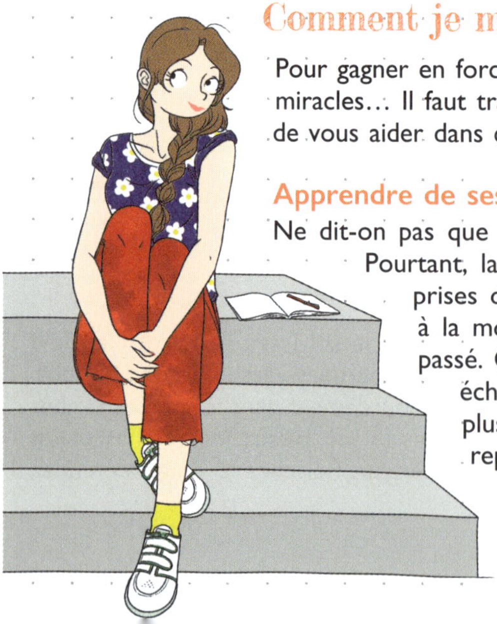

## Comment je m'y prends ?

Pour gagner en force mentale et dominer le stress, pas de solutions miracles… Il faut travailler sur soi ! Diverses méthodes existent afin de vous aider dans ce travail et devenir une vraie guerrière !

### Apprendre de ses échecs et persévérer

Ne dit-on pas que ce qui ne nous tue pas nous rend plus forts ? Pourtant, la peur de l'échec peut nous paralyser dans nos prises de décision et même nous inciter à abandonner à la moindre embûche ! Ne restez pas bloquée sur le passé. Gardez en tête qu'il n'y a jamais de victoire sans échec. Il faut tomber afin de se relever et devenir plus forte. Servez-vous de vos échecs pour ne pas reproduire les mêmes erreurs et remontez en selle.

| Mes échecs | Ce qu'ils m'ont appris |
|---|---|
| ........................................ | ........................................ |
| ........................................ | ........................................ |
| ........................................ | ........................................ |
| ........................................ | ........................................ |

## Se lancer des défis !

Il arrive que nous soyons bloquées par la peur de « sauter le pas », la peur de « l'inconnu », la peur de « ne pas y arriver ». En relevant des défis, vous repousserez ces barrières mentales et constaterez l'ampleur de vos capacités ! Commencez par des petits challenges. Et vous verrez qu'à chaque nouvelle victoire, votre confiance en vous grandira, la peur de l'échec diminuera, et votre force mentale sera démultipliée ! Vous pourrez ensuite vous fixer des défis de plus en plus grands ! #ToujoursPlusHaut #ToujoursPlusLoin !

**Mon grand objectif :** ........................................

Découpez-le en plus petits défis, facilement atteignables, et qui vous donneront confiance :

Petit pas n° 1 : ........................................

Petit pas n° 2 : ........................................

Petit pas n° 3 : ........................................

Petit pas n° 4 : ........................................

Petit pas n° 5 : ........................................

Petit pas n° 6 : ........................................

**Les petits défis que je peux me lancer pour repousser les limites de ma zone de confort :**

1. ........................................
2. ........................................
3. ........................................
4. ........................................
5. ........................................

## Toujours croire en soi !

Personne ne doit pouvoir vous dissuader d'accomplir le ou les projets que vous mènerez. Il y aura toujours quelqu'un pour dire que « c'est impossible », ou que « c'est compliqué » et qu'il faut baisser les bras. À commencer par vous-même : ne laissez pas votre petite

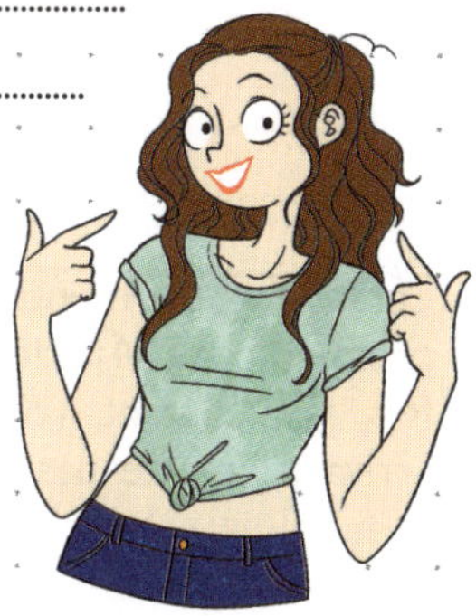

voix intérieure vous censurer, souvenez-vous de vos capacités et de tout ce que vous avez déjà accompli. Rien ne doit vous détourner de vos rêves et de vos objectifs !

## Des tips pour renforcer votre mental

### Listez vos succès tous les soirs !

Chaque soir, avant de vous coucher, notez sur un carnet les petites ou grandes victoires remportées dans la journée : un contrat signé, un projet terminé, un entretien réussi ou encore un problème dénoué. Puis posez le carnet sur votre table de chevet. Le cerveau travaillant la nuit, il va s'emparer, durant votre sommeil, de ces messages positifs et va même les renforcer. Le lendemain, votre regard se portera naturellement sur le carnet, et votre esprit se branchera instantanément sur ces bonnes ondes. Effet coup de boost assuré !

**Fuyez les personnes négatives !**
Certaines personnes ruminent sans cesse leurs problèmes sans chercher à trouver des solutions. Pour ne pas vous laisser aspirer par une spirale d'émotions négatives qui risquent à terme d'impacter votre volonté, votre motivation et votre moral, marquez une distance et des limites strictes vis-à-vis de ces personnes toxiques. Il ne s'agit pas d'être égoïste, mais de vous protéger. #TakeCare

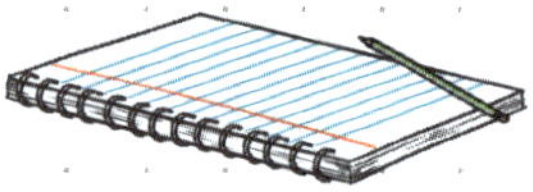

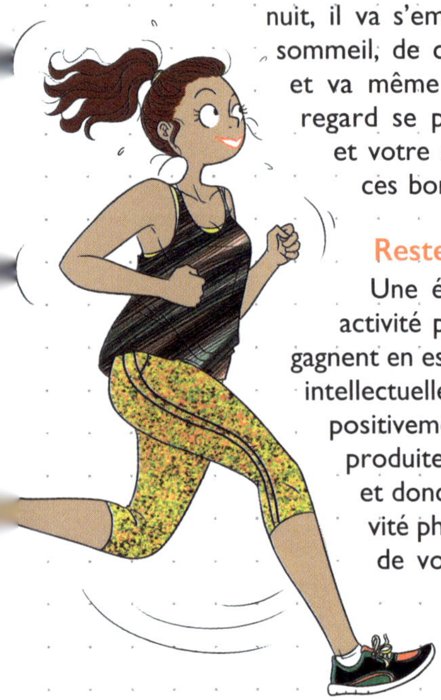

### Restez physiquement active !

Une étude canadienne a montré que les personnes pratiquant une activité physique deux fois par semaine, pendant dix semaines au moins, gagnent en estime de soi et développent de meilleures compétences physiques, intellectuelles et sociales. Autrement dit, une bonne condition physique influe positivement sur la confiance en soi. L'endorphine (hormone du bien-être) produite pendant l'effort a aussi la capacité de nous rendre plus positives et donc plus fortes mentalement ! Dès lors que vous pratiquez une activité physique régulière, vous obtenez des résultats, que ce soit au niveau de votre silhouette ou dans le perfectionnement de votre pratique (meilleures postures, évolution dans la difficulté et l'intensité des postures…), vous cultivez « l'esprit de gagne », en repoussant toujours plus loin vos limites ! Un cercle vertueux !

## Le conseil de notre sophrologue Nathalie Prévost Grando : réveillez votre enfant intérieur et retrouvez votre force mentale !

Lorsque votre mental a besoin d'un coup de boost, rappelez-vous vos premiers pas. Au départ, vous êtes certainement tombée plusieurs fois, pour autant, vous avez persévéré encore et encore jusqu'à y arriver, n'est-ce pas ? Plongez en vous et visualisez votre enfant

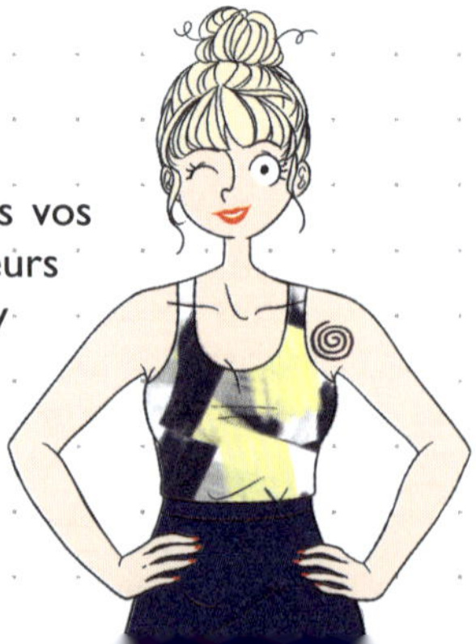

intérieur et son mental de guerrier. Imaginez le regard des personnes présentes ce jour-là et la fierté dans leurs yeux. Voilà l'énergie du dépassement de soi à laquelle vous devez vous connecter lorsque vous flanchez. Il n'y a pas de honte à poser un genou, voire deux, à terre, à condition de ne pas rester immobile trop longtemps et de s'en servir pour prendre l'impulsion nous permettant de nous remettre en action, de nous relever et de voir les difficultés comme des leçons de vie et non pas des échecs ou un KO. De quoi ne plus jamais vous laisser terrasser par le stress ! #TeamWonderWomen

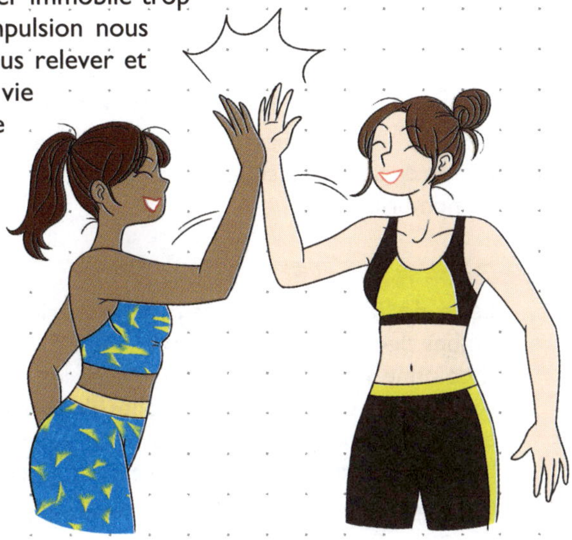

## Gagner en force mentale grâce au Pilates !

Le Pilates, qui peut être comparé à une méditation active, exige une concentration absolue qui permet de se réapproprier pleinement son corps et de le maîtriser avec précision. Et lorsque vous prenez le contrôle de votre corps, c'est bien grâce à votre force mentale ! #BecomeStrongAndDoPilates !

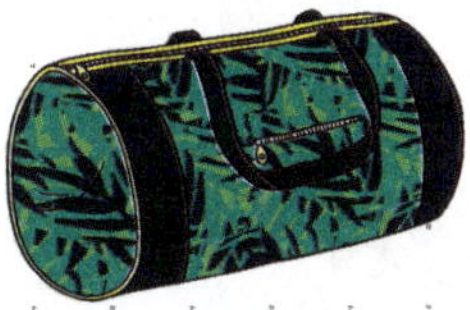

## Gagner en confiance en soi grâce au Pilates !

Méthode exigeante, le Pilates demande de comprendre le fonctionnement ostéomusculaire de son corps, autrement dit le chemin par lequel les bras ou les jambes doivent passer pour qu'un mouvement soit bien effectué. C'est ce perfectionnement et cette maîtrise, à force de répétitions, qui renforcent l'estime et la confiance en soi ! You can do it !

## Ma routine Pilates antistress : je renforce mon mental !

Les exercices suivants sont des postures qui demandent un fort ancrage dans le sol et un travail sur l'autograndissement afin de stimuler votre force mentale et votre confiance en vous ! Montrez à quel point vous êtes fière d'être vous-même !
Plus sereine et plus consciente de vos capacités grâce au Pilates, vous avancerez plus facilement dans la réalisation de vos projets professionnels et personnels, sans stress. N'hésitez pas à pratiquer cette routine dès que vous en ressentez le besoin.

### Centaine

**Let's do it !** Allongée sur le dos, bras le long du buste, placez une jambe puis l'autre en chaise renversée, les genoux collés l'un à l'autre. Décollez les bras à dix centimètres du sol et inspirez sur 5 battements de bras (comme si vous dribbliez avec des petites balles) et expirez sur 5 battements. Continuez comme ça jusqu'à atteindre 100 battements. L'inspiration se fait sans gonfler le ventre (dans le haut de la poitrine et le haut du dos) et l'expiration en aspirant le nombril.

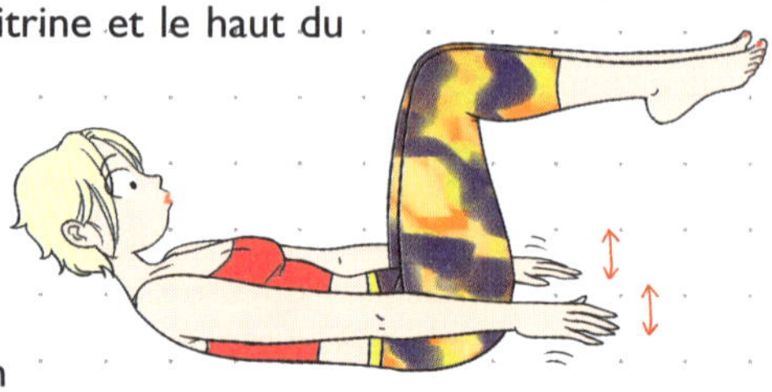

**Timing ?** 100 battements.

**Options + :** Pour plus d'intensité, relevez le buste et/ou tendez les jambes en V Pilates.

**Option – :** Si le bas de votre dos tire, posez vos pieds au sol et concentrez-vous sur l'aspiration du nombril.

## Open leg rocker

**Let's do it !** Assise légèrement en arrière des ischions (petits os pointus des fessiers), jambes fléchies et genoux ouverts à la largeur des épaules, pieds collés l'un à l'autre, toute la colonne vertébrale allongée. Placez les mains derrière les cuisses et placez-vous en équilibre sur les fessiers, pieds décollés du sol. Tenez-vous bien droite, fièrement. Le centre est engagé, les épaules basses et les omoplates connectées. Inspirez, puis, à l'expiration, tendez la jambe droite, inspirez en la repliant et changez de jambe.

**Timing ?** 10 répétitions, en alternant les jambes.

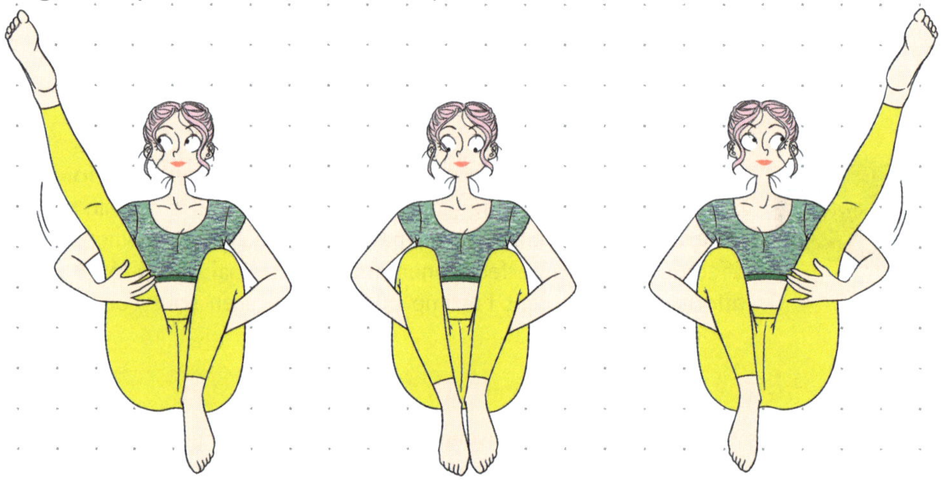

## Leg pull back

**Let's do it !** Assise, toute la colonne vertébrale allongée (en autograndissement), jambes fléchies à 45°, centre engagé. Placez les mains à l'arrière du bassin, de chaque côté du tapis en les alignant avec vos coudes et vos épaules. Inspirez, puis à l'expiration soulevez les fesses du sol jusqu'à les aligner avec les genoux et les épaules et restez dans cette position, les appuis bien ancrés au sol, le temps de quelques cycles respiratoires. À chaque expiration, cherchez à aspirer davantage le nombril vers la colonne.

**Timing ?** Tenez la posture durant 5 ou 6 cycles respiratoires.

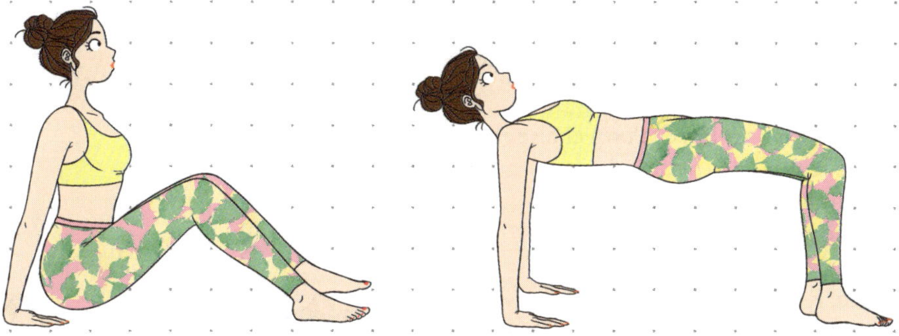

## Shoulder bridge avec appui unipodal

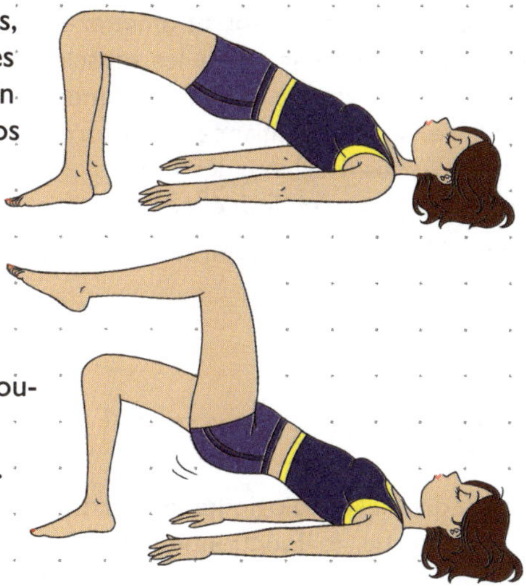

**Let's do it !** Allongée sur le dos, jambes fléchies, pieds au sol et talons alignés sous les genoux. Les bras le long du corps, inspirez et décollez le bassin du sol jusqu'à l'aligner avec votre poitrine et vos épaules. À l'expiration, décollez un pied du sol jusqu'à placer la jambe en chaise renversée (genou au-dessus du bassin et tibia parallèle au sol). Reposez la jambe au sol avec contrôle en inspirant. Puis changez de jambe. Le but est de bien stabiliser le bassin en engageant profondément la sangle abdominale lors de chaque mouvement de jambe.

**Timing ?** 10 répétitions, en alternant les jambes.

**Option – :** Décollez les pieds du sol de 10 cm seulement.

## Mermaid

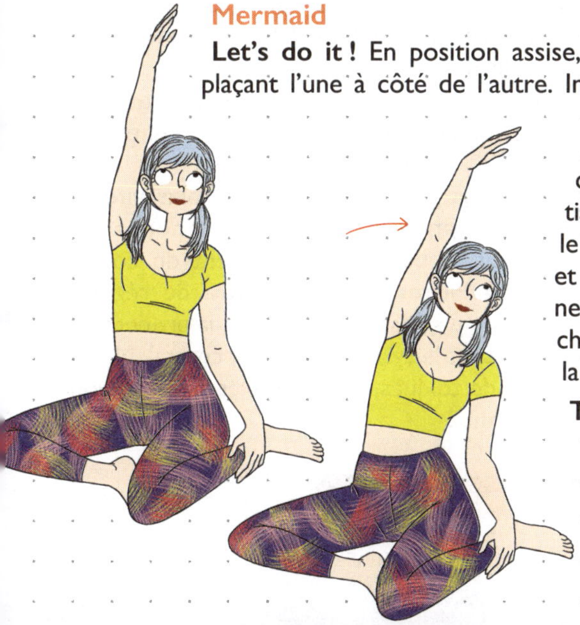

**Let's do it !** En position assise, repliez les jambes sur le côté droit en les plaçant l'une à côté de l'autre. Inspirez en attrapant la cheville droite avec la main droite et en levant le bras gauche vers le plafond. Expirez et inclinez votre buste du côté droit. Inspirez en revenant en position initiale et inversez la position des bras sans bouger le reste du corps. Placez la main gauche au sol et levez le bras droit vers le plafond, puis inclinez votre buste du côté gauche. Cherchez sur chaque inclinaison à vous grandir tout creusant la taille du côté de l'inclinaison.

**Timing ?** 5 répétitions de chaque côté.

### Exercice bonus : respiration dynamique pour renforcer le mental et la confiance en soi

**Let's do it !** Assise au bord d'une chaise, bien grandie et gainée, prenez une profonde inspiration par le nez en montant les bras à l'horizontal devant vous, paumes face à face, comme pour attraper une belle bulle de confiance. Retenez votre respiration quelques instants en visualisant cette bulle remplie de confiance entre vos mains et ressentez sa puissance. Puis, en soufflant tout doucement, ouvrez vos mains et amenez-les vers le thorax en engageant les muscles des avant-bras vers la poitrine, comme pour faire venir la confiance ou la force mentale à vous. Relâchez les bras le long du corps et recommencez.

**Timing ?** Sur 3 cycles respiratoires (= 3 répétitions).

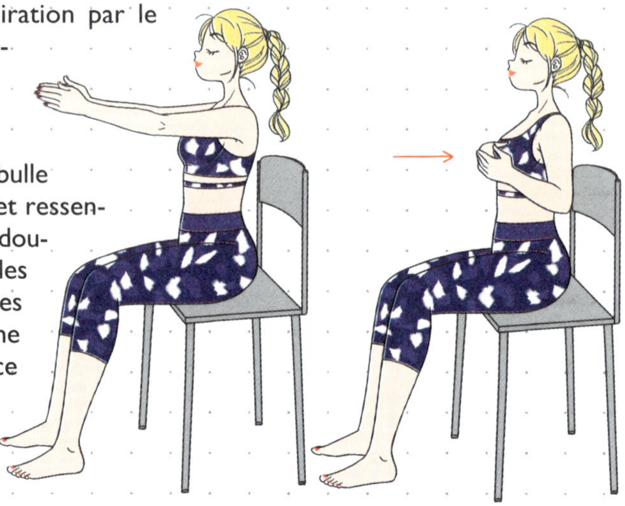

# Programme bonus 1 : Pilates Recovery

Notre corps est biologiquement structuré pour se maintenir en bonne santé. Quand rien ne le perturbe, le fonctionnement du corps est automatisé, afin de maintenir l'équilibre interne, ce que l'on appelle « homéostasie ». Mais lorsque le stress vient chambouler cet équilibre, il intoxique l'organisme en plus de notre mental. Résultat ? Une hausse de l'acidité corporelle et des toxines qui entraînent une baisse d'énergie ! En outre, quand le mental va mal, l'énergie est consommée plus vite et l'organisme n'en a plus assez pour assurer le bon fonctionnement du corps. Le Pilates vous permettra de réguler votre stress en équilibrant la production hormonale tout en apaisant le système nerveux central. Moins de stress = moins de toxines, pour un effet récupération et ressourcement !

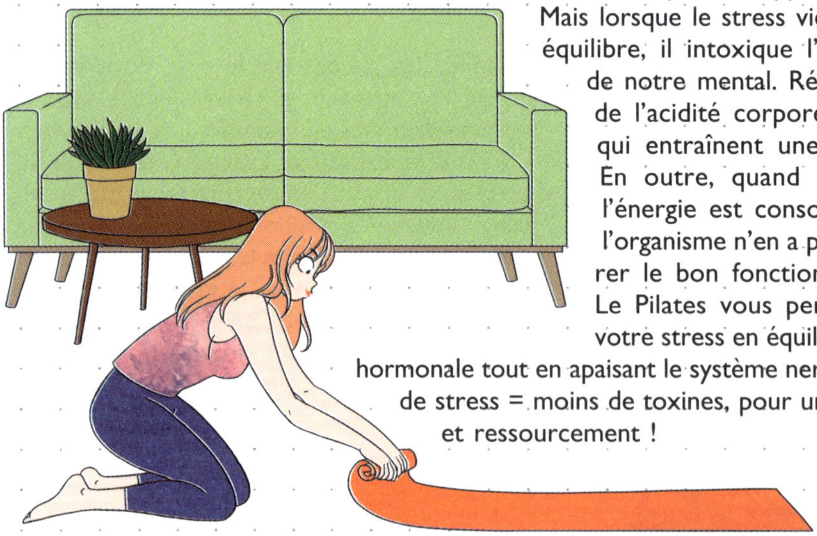

## Breaking news : le stress épuise l'organisme !

En situation de stress, notre système nerveux autonome (qui agit indépendamment de notre volonté) permet aux hormones d'apporter une réponse à court terme. L'adrénaline (produite par la glande surrénale) permet de mobiliser l'énergie nécessaire. Elle envoie le sang dans les muscles (notamment ceux des jambes) pour être prête à courir ou à se battre et elle permet également de maintenir une attitude d'hypervigilance. Grâce à cette décharge d'adrénaline, l'organisme est capable de décupler ses forces mentales et physiques pour faire face au danger. Le corps est bien fait, non ? Le hic, c'est qu'il s'agit là d'un fonctionnement très coûteux sur le plan énergétique, et qu'il épuise le corps à la longue !

## Le Pilates, détox antistress !

Il n'y a pas de secret : plus on bouge notre corps, plus il gagne en énergie. C'est un cercle vertueux ! Le Pilates redonne de la vitalité de façon globale et diminue le stress en stimulant le corps et l'esprit. Cette méthode très complète tonifie la respiration et la circulation sanguine, stimule les muscles et la colonne vertébrale et inonde le corps entier de bonnes sensations.

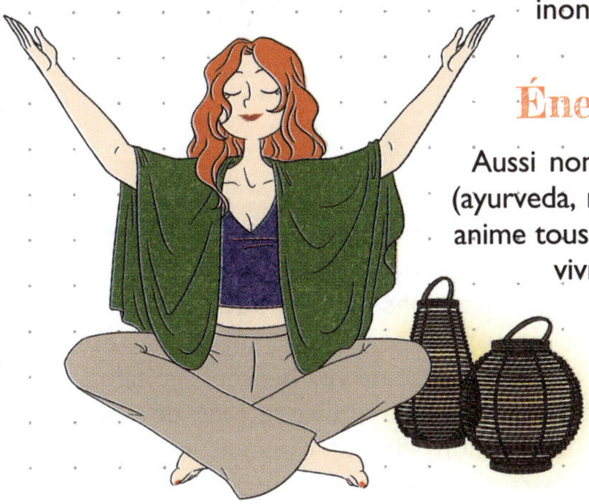

## Énergie vitale, quésaco ?

Aussi nommée « force vitale » dans les traditions asiatiques (ayurveda, médecine traditionnelle chinoise), c'est l'énergie qui anime tous les êtres vivants. Sans vitalité, nous ne pouvons pas vivre. Cette énergie, qui circule dans tout le corps à travers nos méridiens (canaux énergétiques) reliés à tous nos organes, alimente les sept chakras ou « centres d'énergie » du corps. Lorsque l'on tombe malade, c'est que notre force vitale est déséquilibrée. C'est un capital santé à préserver. Plus votre force vitale est élevée, plus elle vous permettra de maintenir l'équilibre intérieur de votre organisme pour que vous restiez en bonne santé. Dans le cas où il y a une perte en énergie vitale, les systèmes immunitaire, de récupération et de régénération s'affaiblissent, et la fatigue augmente. En clair, les risques de maladies augmentent en même temps que votre tolérance au stress diminue.

### Pourquoi en prendre soin ?

Pour garder la forme, la force vitale doit circuler de manière harmonieuse dans le corps. Quand l'énergie vitale vient à manquer ou lorsque son flux est perturbé par le stress, une mauvaise alimentation ou encore un problème émotionnel, l'organisme subit un déséquilibre qui engendre diverses pathologies comme la fatigue et un mal-être général. Pour rester en pleine forme, il est donc nécessaire de préserver l'énergie vitale et son équilibre pour qu'elle circule harmonieusement et de manière constante.

### Comment se recharger en énergie vitale ?

- Profitez de l'air et de la lumière (deux sources d'énergie), oxygénez-vous, prenez le soleil dès qu'un rayon pointe le bout de son nez et respirez un bon coup ! En respirant profondément, l'énergie circule mieux dans le corps.
- Passez des moments avec des êtres ayant une belle énergie.
- Prenez un shot de nature, c'est une source d'énergie : faites une balade en forêt, en bord de mer ou encore à la montagne.
- Connectez-vous à la terre : marchez pieds nus dans l'herbe et déchargez-vous des mauvaises ondes tout en vous rechargeant avec l'énergie de la terre.
- Hydratez-vous régulièrement, le corps a besoin d'eau, autre source d'énergie vitale.
- Mangez équilibré, des produits frais, crus et de saison et surtout non transformés, pour bénéficier de leur énergie.

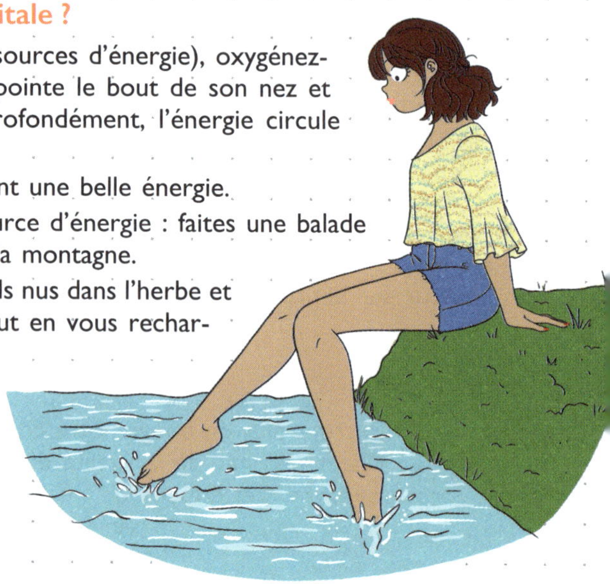

## Le conseil de notre sophrologue, Nathalie Prévost Grando : la douche pour regagner en énergie vitale

Après une journée éreintante, votre force vitale est au plus bas. Pour refaire le plein d'énergie en rentrant chez vous, un conseil : prenez 15 minutes pour vous, passez immédiatement à la douche et libérez-vous de toutes les tensions et contractions liées au stress de votre journée. Imaginez qu'au passage de l'eau sur votre tête, cette eau pure vous débarrasse de vos pensées limitantes et stressantes, puis sentez l'eau couler le long de votre cou et soulager les tensions de votre nuque, continuez ainsi pour chaque partie de votre corps jusqu'à vos pieds. Posez enfin l'intention de laisser sortir tout le stress qui se trouve à l'intérieur de votre corps. Faites ceci tout au long de votre douche. Ensuite, apportez à votre corps de la douceur avec un lait ou une huile, ayez des pensées positives à votre égard, dites-vous à quel point vous êtes formidable et merveilleuse. Une fois reboostée, vous pourrez pleinement profiter de votre soirée.

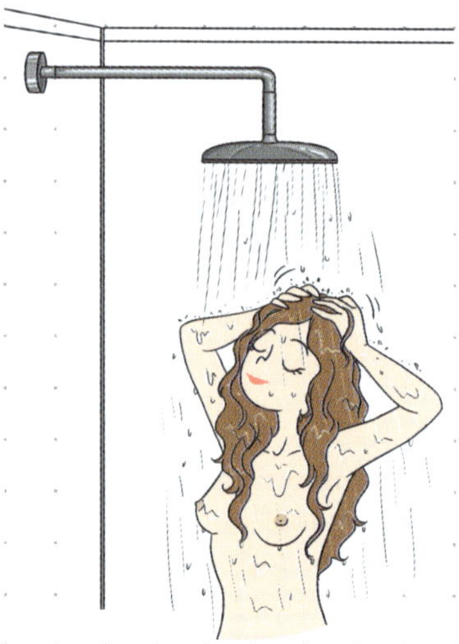

## Ma routine Pilates antistress : je me recharge en énergie vitale !

Grâce à l'action du transverse (muscle le plus profond des abdos) et des mouvements de la colonne, tous les mouvements qui vont suivre sollicitent et massent à la fois les intestins, le foie et la vésicule biliaire afin de stimuler tous les méridiens, les canaux d'énergie du corps. En plus de cela, la respiration profonde du Pilates favorise l'élimination de la fatigue autant physique que nerveuse !

N'hésitez pas à pratiquer cette routine dès que vous en ressentez le besoin.

### Double leg stretch

**Let's do it !** Allongée sur le dos, les jambes en chaise renversée. Placez une main sur chaque genou et collez les jambes et les genoux ensemble. Inspirez et pressez vos genoux contre votre poitrine pour étirer et masser le bas du dos.

À l'expiration, tendez les deux jambes (à 30° ou 45° par rapport au buste) et les bras simultanément en opposition selon le même angle. Les jambes sont en V Pilates, la ligne centrale est active, le nombril est aspiré vers la colonne. Inspirez en revenant dans la position initiale.

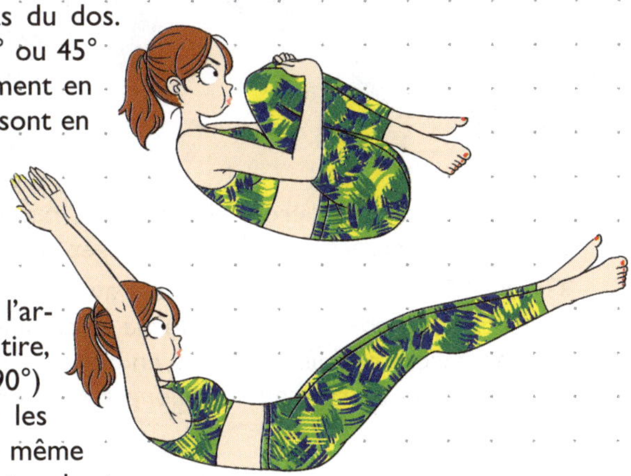

**Timing ?** Répétez ce mouvement 5 à 8 fois.

**Options :** Si vous manquez de souplesse à l'arrière des jambes et que le bas de votre dos tire, gardez les jambes en chaise renversée (à 90°) et tendez les bras vers le plafond afin de les garder perpendiculaires, dans le même angle que vos jambes par rapport au buste.

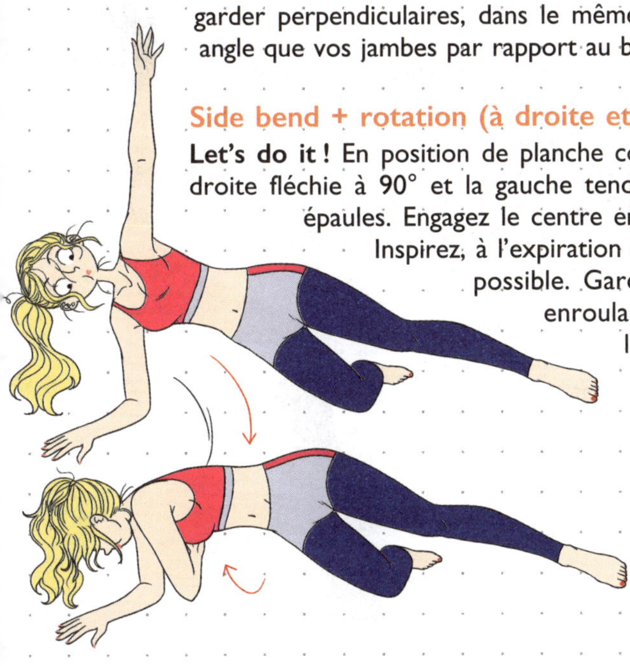

### Side bend + rotation (à droite et à gauche)

**Let's do it !** En position de planche costale à droite sur l'avant-bras, la jambe droite fléchie à 90° et la gauche tendue et les coudes dans l'alignement des épaules. Engagez le centre en aspirant le nombril et grandissez-vous. Inspirez, à l'expiration cherchez à monter le bassin le plus haut possible. Gardez cette position statique. Inspirez en enroulant votre buste en torsion pour passer le bras gauche en dessous de votre taille droite. Cherchez à l'allonger le plus loin possible pour obtenir une rotation du buste à grande amplitude. Contrôlez vos mouvements de rotation. Inspirez pour revenir buste droit tout en allongeant votre bras gauche vers le plafond.

**Timing ?** 5 à 10 répétitions, puis faites la même chose de l'autre côté.

**Option + :** Pour aller plus loin dans les sensations, tendez vos deux jambes (attention, niveau supérieur !). Si le bas du dos tire dans cette position, laissez vos abdominaux prendre en force avant de retenter l'option.

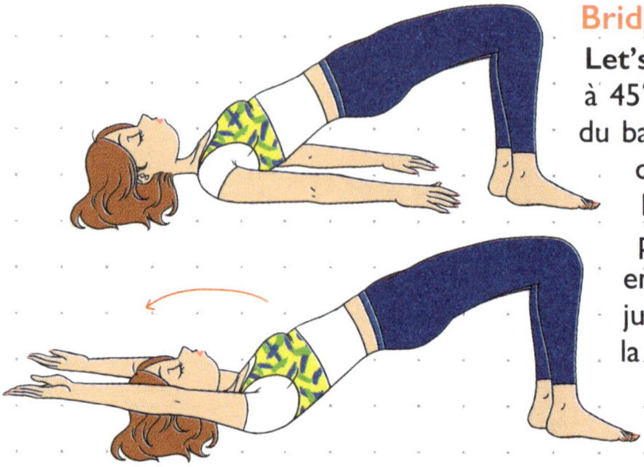

## Bridge stato-dynamique

**Let's do it !** Allongée sur le dos, les jambes fléchies à 45°, pieds au sol parallèles et écartés de la largeur du bassin. Les bras sont le long du corps, les paumes contre le sol, le centre engagé. Inspirez, puis à l'expiration, rétroversez le bassin en poussant le pubis vers le plafond et faites monter le bassin en décollant du sol chaque vertèbre une par une jusqu'à ce que le bassin soit dans l'alignement de la poitrine et des épaules. Stabilisez cette position en gardant les jambes actives (repoussez le sol avec vos pieds et gardez l'intérieur des cuisses et les abdos engagés). Inspirez de nouveau dans les côtes et le haut du dos en emmenant les bras tendus vers l'arrière. À l'expiration, ramenez les bras vers l'avant. Gardez les pointes d'omoplates ancrées au sol et ne bougez jamais le bassin.

**Timing ?** Faites 6 à 10 allers-retours avec vos bras. Puis revenez dans la position de départ en déroulant la colonne avec contrôle en commençant par le haut du dos (dorsales-lombaires, sacrum, coccyx et enfin parvenez en position bassin neutre). Poussez le coccyx en direction des talons afin de continuer à allonger la colonne.

## Saw

**Let's dot it !** Assise en autograndissement, les jambes écartées plus que la largeur des épaules, le nombril aspiré vers la colonne. Inspirez en effectuant une torsion du buste vers la droite tout en gardant le sommet du crâne, le nez et le menton alignés avec votre colonne. À l'expiration, enroulez le sommet du crâne puis la colonne vers l'avant tout en aspirant le nombril. Le bras gauche s'allonge vers l'avant (paume vers le sol) et le bras droit vers l'arrière (paume vers le plafond). Avec le côté externe de votre main gauche, cherchez « à scier » l'extérieur de votre pied droit en effectuant 3 petits allers-retours pour chercher l'étirement au niveau du bas du dos, côté gauche, ainsi que dans l'intérieur des cuisses. Revenez ensuite dans la position de départ en déroulant la colonne et faites la même chose de l'autre côté.

**Timing ?** Répétez ce mouvement 5 fois de chaque côté en alternant.

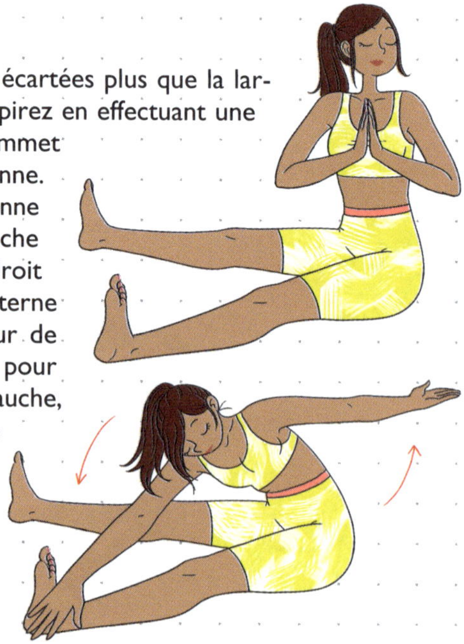

### Cork Screw

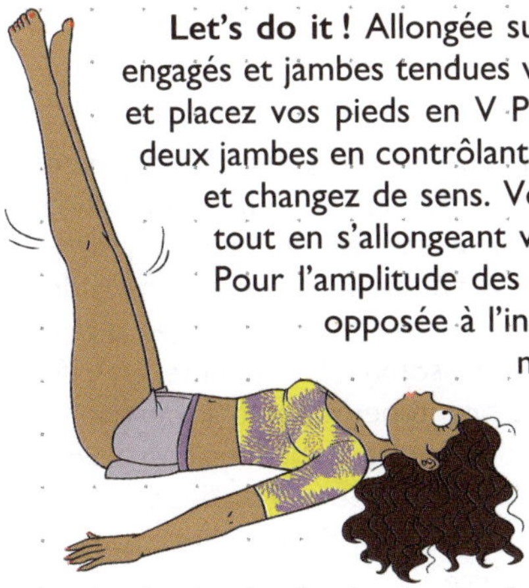

**Let's do it !** Allongée sur le dos, tête posée au sol, bras le long du corps, abdos engagés et jambes tendues vers le plafond. Serrez les deux jambes l'une contre l'autre et placez vos pieds en V Pilates. Inspirez, à l'expiration dessinez un cercle avec vos deux jambes en contrôlant le mouvement. Inspirez en revenant en position de départ et changez de sens. Vos bras doivent presser le sol tout le long du mouvement tout en s'allongeant vers l'avant pour garder les épaules éloignées des oreilles. Pour l'amplitude des mouvements, c'est à vous de sentir votre corps, la fesse opposée à l'inclinaison de vos jambes lors des cercles se décolle du sol, mais en aucun cas vous ne devez ressentir une douleur dans le bas du dos. Restez gainée et gardez les épaules ancrées au sol durant tout le mouvement.

**Timing ?** Exécutez 10 répétitions alternées.

**Option – :** Faites le même mouvement avec les jambes en chaise renversée et limitez l'amplitude si besoin.

## Routine bonus : en cas de stress, utilisez la respiration alternée !

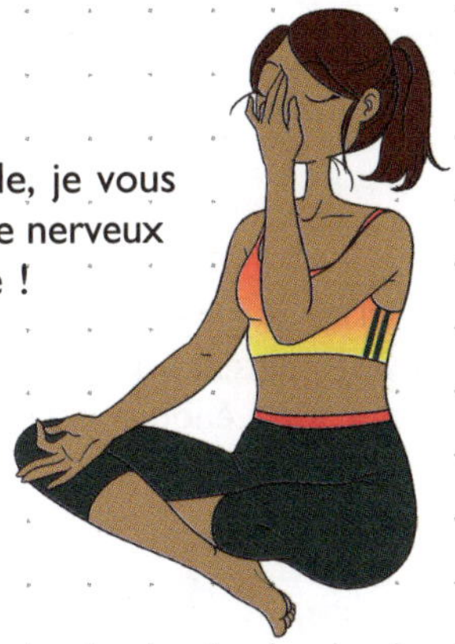

Pour apaiser rapidement le stress et se recharger en énergie vitale, je vous conseille de pratiquer la respiration alternée. Elle équilibre le système nerveux en apportant plus d'oxygène aux cellules. Un vrai regain d'énergie !

**Let's do it !** Inspirez par une narine en bouchant l'autre, puis inversez pour expirer par la narine précédemment bouchée. Faites une petite pause de quelques secondes avant d'inspirer par cette même narine et d'expirer par l'autre. Après plusieurs alternances, vous vous sentirez plus zen.

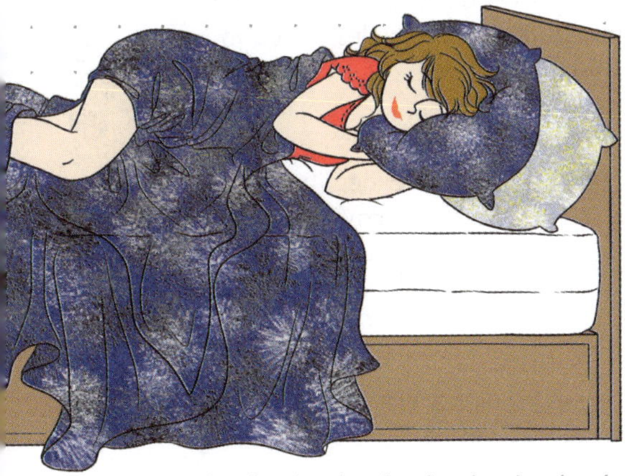

# Programme bonus 2 : je dors mieux !

Bien dormir est tout aussi important pour la santé que de faire de l'exercice et de manger équilibré. C'est même indispensable pour le bon fonctionnement du corps ! Le sommeil aide l'organisme à maintenir et réguler ses fonctions vitales, notamment le système nerveux, pour une meilleure gestion du stress.

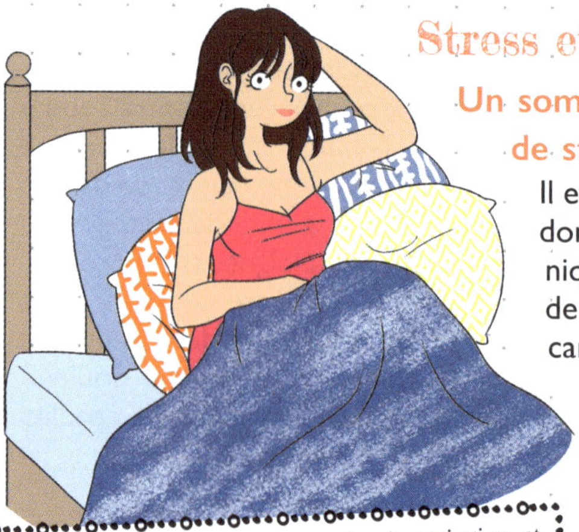

## Stress et sommeil, étroitement liés ?

### Un sommeil insuffisant peut augmenter le niveau de stress

Il est peu probable qu'une mauvaise nuit provoque des dommages durables, cependant une privation chronique de sommeil augmente bel et bien les risques de stress, de dépression, sans parler des maladies cardiovasculaires, du diabète et des risques d'obésité ! Le manque de sommeil augmente en effet la sécrétion des hormones du stress (cortisol et adrénaline) et diminue la concentration : vous pouvez donc vite vous retrouvez débordée et irritable, car vous n'arrivez plus à gérer tout ce que vous avez à faire.

Le sommeil met « en pause » le corps afin d'assurer le renouvellement cellulaire. Un sommeil de qualité améliore ainsi l'attention, notre humeur générale avec une meilleure gestion du stress, et notre état de santé physique et mentale. Ne prenez plus votre sommeil à la légère !

Les insomnies sont souvent accompagnées de ruminations et d'angoisses. La peur d'un mauvais sommeil et de ses conséquences sur les performances du lendemain peut aussi constituer un vrai sujet d'inquiétude. Alors plutôt que de vous mettre la pression pour vous endormir à tout prix, levez-vous et faites une méditation de dix minutes, histoire d'évacuer les mauvaises pensées. Vous pouvez aussi faire le vide grâce à la cohérence cardiaque (voir p. 81) !

### Le stress peut nuire à la qualité et à la durée du sommeil

Le stress augmente l'attention et provoque la sécrétion d'hormones (cortisol et adrénaline) qui augmentent votre niveau d'énergie et entretiennent l'état d'éveil. Résultat, cela peut vous mener à un endormissement tardif voire à une insomnie ! Un vrai cercle vicieux !

## Comment savoir si je manque de sommeil ?

### Votre humeur fluctue sans raison

Une personne en manque de sommeil est sujette aux sautes d'humeur (irritabilité) et perd sa faculté à gérer ses émotions et son stress. Vous accumulez du coup encore plus de fatigue : c'est le serpent qui se mord la queue !

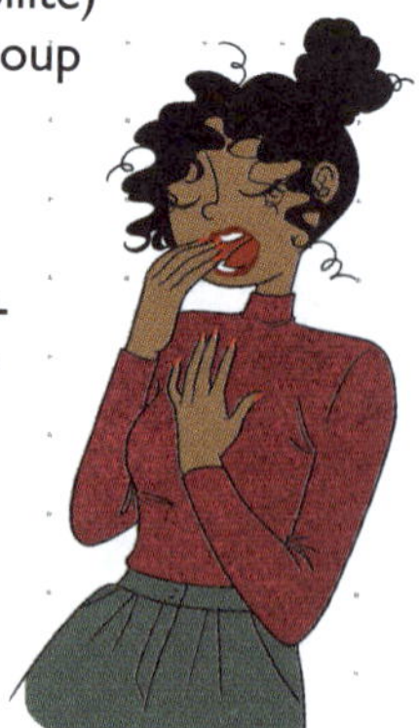

### Vous avez pris du poids

Dormir moins de 6 heures par nuit augmente la sécrétion de ghréline, l'hormone stimulant l'appétit, ce qui, à tout moment de la journée, peut provoquer des fringales et des envies d'aliments plutôt gras ou sucrés ! Pas top pour la ligne et la santé !

### Vous êtes plus impulsive

Le manque de sommeil réduit les inhibitions et vous pousse à agir ou à parler sans mesurer la portée de vos paroles ou de vos gestes.

### Votre temps de réaction est plus lent

La fatigue augmente le temps de réaction puisque le cerveau a un temps de réflexion plus long. Autrement dit, vous fonctionnez au ralenti, et votre capacité de concentration et votre mémoire sont comme vous : fatiguées !

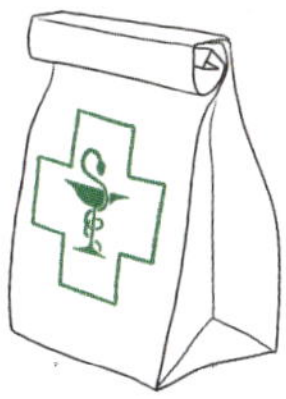

### Vous tombez plus facilement malade

Le manque de sommeil affaiblit le système immunitaire et réduit la capacité de l'organisme à combattre les virus.

### Votre visage vous trahit

Lors d'une nuit trop courte, l'organisme n'a pas le temps de renouveler correctement ses cellules et votre peau de se régénérer. Elle peut donc paraître plus marquée, avec les traits plus tirés, et vos yeux peuvent être cernés, rouges ou congestionnés. #PasTrèsGlam !

## Comment mieux dormir et enfin récupérer

Vous avez une vie à 100 à l'heure, votre environnement baigne dans le stress, vous adoptez parfois de mauvaises habitudes (par exemple vous ne vous couchez pas tôt, car vous rentrez tard du travail ou vous n'arrivez pas à lâcher prise une fois rentrée chez vous) ? Ne vous inquiétez pas, il existe plusieurs façons d'améliorer la qualité de votre sommeil.
Essayez d'intégrer ne serait-ce qu'une ou deux des méthodes proposées pour améliorer votre sommeil, vous verrez, ça vous changera la vie !

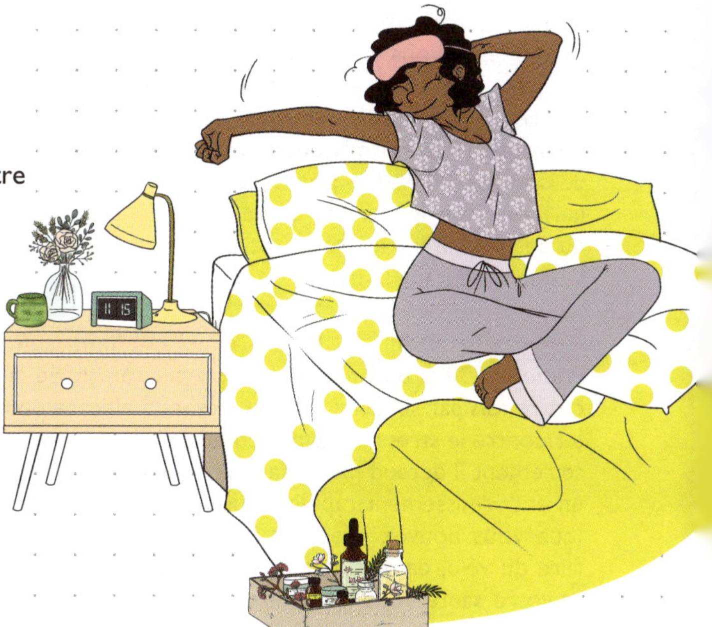

### Élaborez un rituel de détente avant le coucher

Avant de vous mettre au lit, faites des choses qui favorisent la détente et mettez en place un rituel qui chassera une partie de votre stress quotidien, comme prendre un bon bain chaud, faire des exercices de respiration ou bien encore lire un livre qui vous plaît !

### Couchez-vous à heure fixe

Dînez léger et tôt pour avoir le temps de digérer avant de dormir, fixez-vous une heure pour aller vous coucher chaque soir (par exemple 23 h) et respectez-la. Au fur et à mesure, votre organisme s'habituera, et votre corps vous réclamera d'aller dormir un peu avant 23 h, car vous aurez reprogrammé votre heure d'endormissement !

### Gardez tout appareil électronique loin de vous

Pas de tablette ni d'ordinateur et encore moins de smartphone avant de dormir ! Nous vivons dans une société ultra-connectée. Or l'utilisation d'écran (que vous regardiez une vidéo, que vous discutiez sur WhatsApp ou que vous lisiez un article) avant le coucher envoie un signal d'éveil au corps. La faute à quoi ? À la lumière bleue des écrans ! Elle perturbe l'horloge biologique et stimule les récepteurs de la rétine, ce qui trompe le cerveau en lui faisant croire qu'il fait encore jour. Ce phénomène décale voire supprime la sécrétion de mélatonine, l'hormone du sommeil, entraînant la désynchronisation des rythmes circadiens (l'alternance entre l'état de veille – le jour – et de sommeil – la nuit –), ce qui a pour effet de retarder l'endormissement ou de provoquer de multiples réveils nocturnes.

### Évitez tous produits excitants et stimulants

Pour s'endormir plus facilement le soir et profiter d'un sommeil réparateur, limitez au cours de la journée et quelques heures avant le coucher la consommation de substances excitantes (café, thé noir ou vert, boissons énergisantes ou à base de cola). Méfiez-vous également du chocolat riche en alcaloïdes (substance végétale excitante) et des aliments sucrés qui provoquent un pic d'énergie juste avant de dormir. Quant à l'alcool, s'il « assomme » et provoque un endormissement rapide, il perturbe le rythme naturel de sommeil. Il réduit notamment la durée du sommeil paradoxal, qui constitue le dernier stade du cycle du sommeil, le moment où se produisent les rêves, et peut entraîner des réveils fréquents durant la nuit.

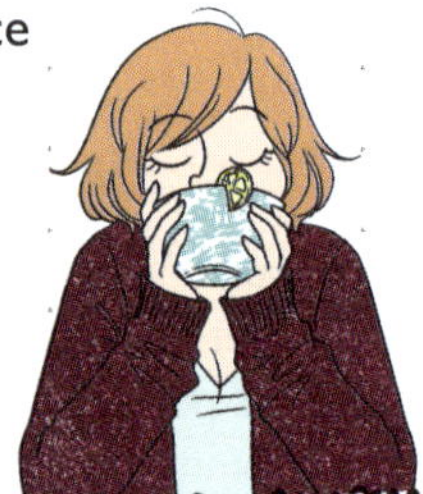

Évitez les exercices de cardio avant le coucher : ils font trop monter le rythme cardiaque et boostent l'énergie. Cessez ce genre d'activité au moins trois heures avant d'aller dormir.

### Faites de l'exercice physique régulièrement

Pratiquer 30 à 60 minutes de sport à raison de trois à quatre fois par semaine est une méthode efficace pour lutter contre le stress et gagner en qualité de sommeil ! Non seulement il détend mais il fatigue : deux ingrédients pour un endormissement rapide et une nuit de qualité. En plus de vos routines Pilates antistress (que vous pouvez effectuer jusqu'à 30 minutes avant le coucher), vous pouvez marcher, faire du vélo, danser ou aller courir dans la journée. Vous faciliterez votre endormissement et votre santé vous dira merci !

## Le conseil de notre sophrologue Nathalie Prévost Grando : rendez-vous dans les bras de Morphée assuré

La journée est terminée, vous n'avez pas fait d'excès et pourtant vous ne parvenez pas à vous endormir. Voici un exercice qui vous permettra de glisser doucement vers le sommeil. Allongez-vous dans votre lit et fermez les yeux, portez votre attention sur votre visage. Détendez votre front, relâchez les sourcils, desserrez les mâchoires, laissez votre bouche s'entrouvrir et votre langue se poser contre votre palais. Inspirez profondément par le nez et soufflez doucement par la bouche comme dans une paille, relâchez vos épaules, vos bras, vos mains jusqu'au bout des doigts. Ressentez votre corps s'enfoncer légèrement dans le matelas, décontractez votre ventre, votre bassin, vos jambes, vos mollets, jusqu'au bout de vos orteils. Appréciez la sensation de calme et de sérénité qui s'empare de votre corps, sentez-le devenir de plus en plus lourd et détendu. Cet exercice de relaxation va vous aider à plonger dans un sommeil réparateur pour recharger votre énergie vitale.

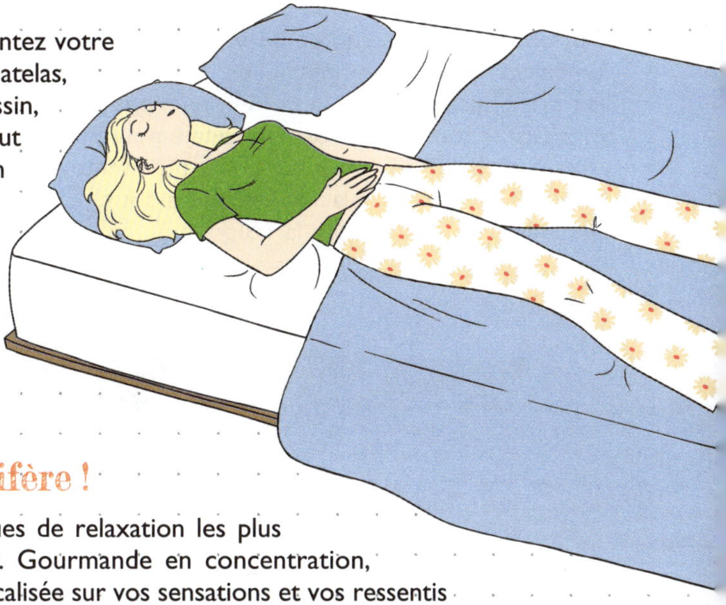

## Le Pilates, un vrai somnifère !

Le Pilates compte parmi les techniques de relaxation les plus bénéfiques pour le corps et l'esprit. Gourmande en concentration, cette discipline vous oblige à rester focalisée sur vos sensations et vos ressentis pendant toute la durée de la séance. Ce qui laisse peu de place aux pensées parasites, ne serait-ce que pour une heure ! Voilà une bonne « purge » mentale qui, associée à la respiration contrôlée du Pilates (latérale thoracique), vous offre un vrai combo antistress ! Cette respiration profonde aide l'organisme à libérer des hormones de bien-être (endorphine et enképhalines) qui contribuent à la détente et à un endormissement serein.

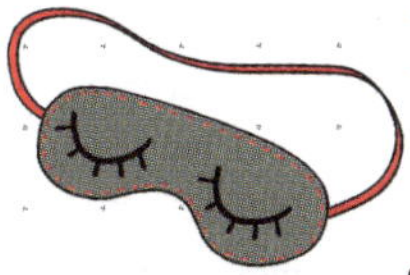

## Ma routine Pilates antistress : je dors mieux

Tous les mouvements qui vont suivre vont vous aider à faire circuler l'énergie qui reste souvent bloquée au niveau des plexus (solaire, cervical, lombaire…) en cas de stress. La respiration qui les accompagne vous aidera à réguler le système nerveux central et la fréquence cardiaque pour vous préparer à l'endormissement. Non seulement vous revitaliserez votre corps mais vous dormirez comme un bébé ! N'hésitez pas à pratiquer cette routine les soirs où vous en ressentez le besoin. #Enjoy !

### Roll Up

**Let's do it !** En position assise, jambes tendues, bras tendus devant soi et parallèles au sol, dos droit et centre engagé. Inspirez, puis en expirant, creusez les abdominaux (aspirez le nombril) et rétroversez le bassin (pubis vers l'avant) pour dérouler la colonne sur le tapis, vertèbre après vertèbre. À la fin du mouvement, inspirez en emmenant les bras tendus vers l'arrière et, à l'expiration, ramenez les bras à hauteur de poitrine, tendus, décollez la tête, puis les vertèbres une à une pour enrouler votre colonne et revenir dans la position de départ, assise jambes tendues.

**Timing ?** Répétez ce mouvement 8 fois.

**Options – :** Si vous sentez un blocage au niveau de vos lombaires qui vous empêche de remonter, vous pouvez placer une serviette à ce niveau. Vous pouvez aussi vous laisser tomber en position fœtale pour revenir vous asseoir au bord de votre tapis. Ou bien tentez de vous relever sans élan, en plaçant les mains sous une cuisse afin d'enrouler la colonne.

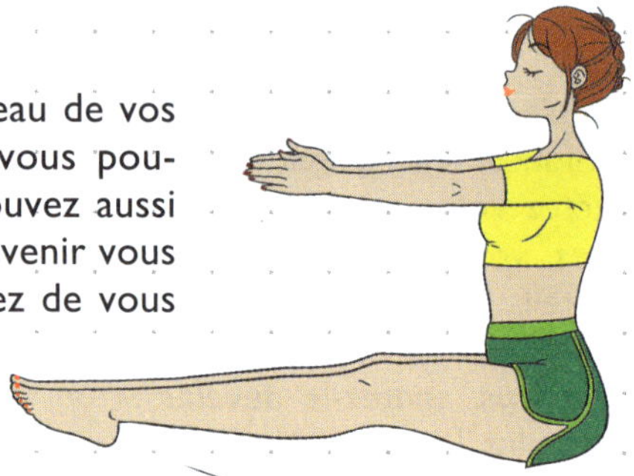

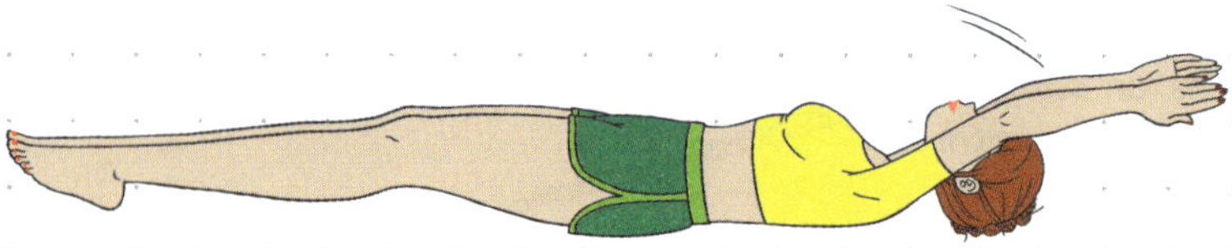

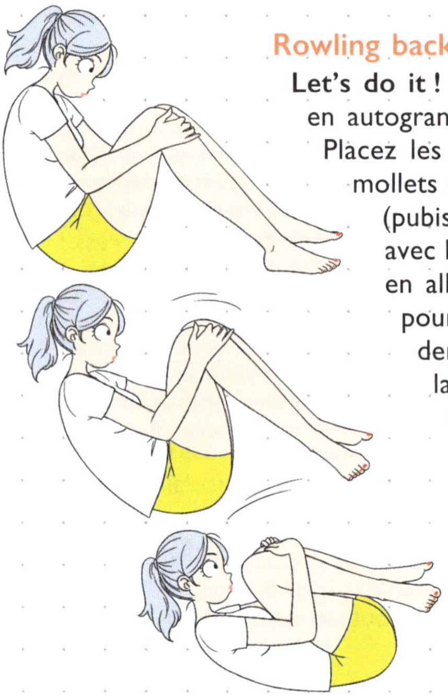

## Rowling back

**Let's do it !** Assise sur les ischions (petits os pointus des fessiers), en autograndissement, jambes fléchies et pointes des pieds au sol. Placez les bras autour des jambes et les mains sur le côté des mollets (ou sous les cuisses). Basculez le bassin en rétroversion (pubis vers le plafond) en creusant le ventre. Formez un C avec la colonne, engagez le centre et gardez les épaules basses en allongeant la nuque. Décollez les pointes de pied du sol pour vous retrouver en équilibre sur les fessiers (légèrement derrière les ischions), connectez les pieds en V Pilates et laissez les genoux s'ouvrir. Inspirez et laissez le corps basculer vers l'arrière puis expirez en engageant la sangle abdominale pour revenir dans la position en équilibre sur les fessiers.

Inspirez lorsque le corps bascule vers l'arrière et expirez en engageant la sangle abdominale pour revenir dans la position en équilibre fessiers. L'objectif est de rester dans la position d'un C durant tout le mouvement et de garder une posture stable.

**Timing ?** Répétez ce mouvement 8 fois.

## Spine Twist

**Let's do it !** Assise en autograndissement, jambes tendues devant vous. Joignez les mains et placez les pouces au niveau du sternum, les index en direction du menton. Le centre est engagé et les épaules basses. Inspirez, à l'expiration effectuez une rotation du buste vers la droite en gardant le nez, le menton et les mains dans le même alignement. Inspirez pour revenir dans la position initiale et changez de côté. Cherchez à essorer votre taille comme une serviette trempée sur chaque mouvement de rotation en aspirant le nombril.

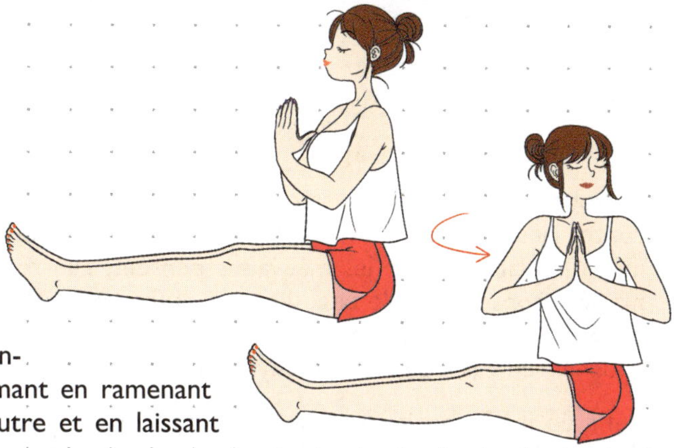

**Timing ?** Répétez ce mouvement 4 fois de chaque côté en alternant.

**Options :** Si vous manquez de souplesse à l'arrière des jambes et que le bas de votre dos tire, vous pouvez soit vous asseoir sur un coussin (ou une brique) pour vous surélever et garder les jambes tendues, soit placer vos jambes en diamant en ramenant les plantes de pieds l'une contre l'autre et en laissant les genoux s'ouvrir sur le côté.

## Pince

**Let's do it !** En position assise et autograndie (dos droit, abdos engagés), les bras tendus devant vous et parallèles au sol, les épaules éloignées des oreilles. Inspirez, puis expirez en inclinant la tête et le buste vers l'avant dans le but de rapprocher votre poitrine de vos cuisses. Vous pouvez placer vos mains autour de vos pieds ou, selon votre souplesse, sur les côtés de vos cuisses. Restez une longue respiration, inspirez dans les côtes et le haut du dos, expirez en rapprochant davantage la poitrine de vos cuisses tout en absorbant le ventre. Inspirez de nouveau et expirez en déroulant votre colonne, vertèbre après vertèbre, pour vous retrouver dans la position de départ, le dos bien droit et les abdominaux engagés. Veillez à garder les épaules éloignées des oreilles durant tout le mouvement.

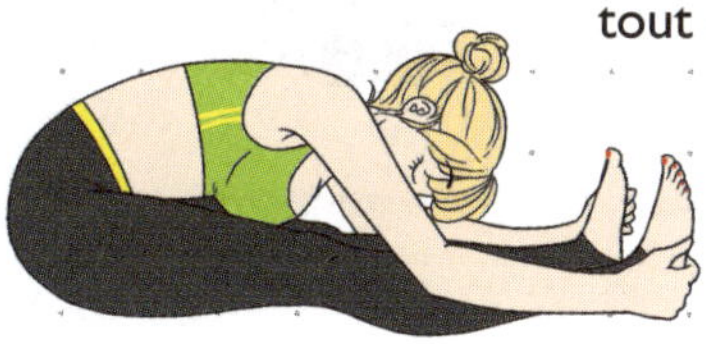

**Timing ?** Répétez ce mouvement 6 à 8 fois.

## Happy Baby

**Let's do it !** En position allongée sur le dos, ramenez les jambes en chaise renversée l'une après l'autre. Placez les bras à l'intérieur des cuisses et crochetez vos gros orteils avec vos index afin d'orienter vos talons côté plafond et vos genoux en direction du sol. Relâchez complètement la tête et les épaules dans le sol et laissez vos hanches s'ouvrir. Basculez de droite à gauche afin de masser votre colonne sur le tapis et relâcher les tensions liées au stress, souvent logées dans le bas du dos, le bassin et le bas ventre.

**Timing ?** Profitez de cette position autant de temps que vous le souhaitez.

**Option – :** Si vous ne parvenez pas à attraper vos orteils, tenez vos chevilles ou vos mollets et allez-y progressivement.

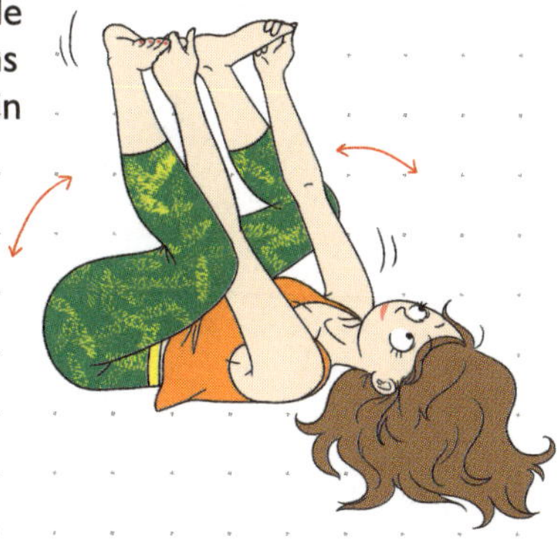

## Routine bonus : en cas d'insomnie ou de troubles du sommeil, essayez la respiration 4-7-8 !

En vous aidant à gérer le stress et les émotions, cette respiration est une alliée puissante contre l'insomnie ou les troubles du sommeil. Elle vous permet de vous recentrer sur vous-même en laissant filer les mauvaises pensées. Elle régule le rythme cardiaque et réduit de manière conséquente le taux de cortisol (hormone du stress) pour un effet détente garanti ! N'hésitez pas à en abuser et à la pratiquer plusieurs fois par jour s'il le faut, juste avant le coucher, en cas de réveil nocturne ou dès que le besoin s'en fait sentir !

**Let's do it !** En position assise ou allongée, placez d'abord le bout de la langue sur le palais derrière les deux dents de devant. Puis expirez tout l'air de vos poumons par la bouche bien ouverte en mode « woosh ». Fermez la bouche puis inspirez par le nez en comptant jusqu'à 4, bloquez votre respiration en comptant jusqu'à 7 puis expirez par la bouche en comptant jusqu'à 8 toujours avec la bouche bien ouverte en relâchant tout en mode « woosh » ! L'efficacité n'est pas forcément immédiate, il faut persévérer mais cela permettra, au moins dans les premiers temps, de détendre le corps afin de vous emmener à un endormissement plus paisible. So let's breathe deeply !

**Timing ?** Répétez cet enchaînement 3 à 4 fois de suite.

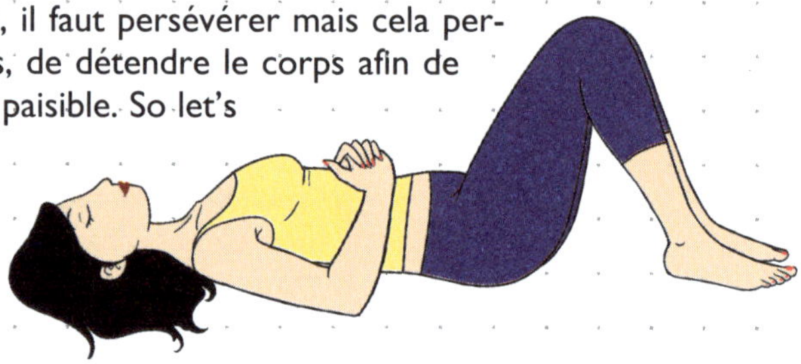

Chapitre 4

# Mon alimentation stressless !

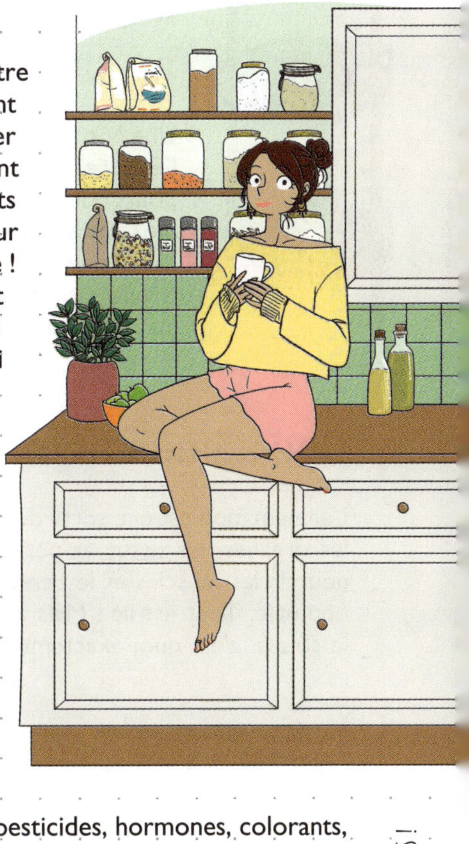

Si l'alimentation joue un rôle important dans la lutte contre le stress et la fatigue créée par celui-ci, nous avons pourtant tendance, lors des périodes de stress, à nous réconforter avec une alimentation sucrée, grasse et salée. Bien souvent ces aliments ne contiennent pas ou pas assez de nutriments bénéfiques pour la santé et sont difficiles à digérer. Pour l'organisme déjà éprouvé par l'anxiété, c'est la double peine ! S'enclenche un vrai cercle vicieux puisque lorsque l'on est fatiguée, on a encore plus de mal à gérer son stress et ses émotions. Heureusement, il existe de nombreux aliments qui permettent de lutter contre la fatigue et le stress. Ce chapitre va vous livrer les meilleurs conseils food pour avoir une pêche d'enfer !

## La digestion, un vrai phénomène !

Une bonne alimentation constitue un facteur déterminant pour rester en bonne santé et en pleine forme ! Mais qu'est-ce qu'un « bon aliment » exactement ? C'est celui qui sera le mieux digéré, produira le moins de déchets (les toxiques tels que les pesticides, hormones, colorants, conservateurs ainsi que les propres déchets de fonctionnement du corps, tels que l'ammoniac, l'urée…) et vous donnera l'énergie nécessaire pour accomplir toutes les tâches du quotidien. Une digestion efficace commence dans la bouche avec la digestion partielle des amidons (glucides et sucres) effectuée par les enzymes présentes dans la salive. Bien mastiquer est essentiel, car plus vous prendrez le temps de bien mâcher, plus vous faciliterez le travail à votre organisme pour la suite de la digestion.

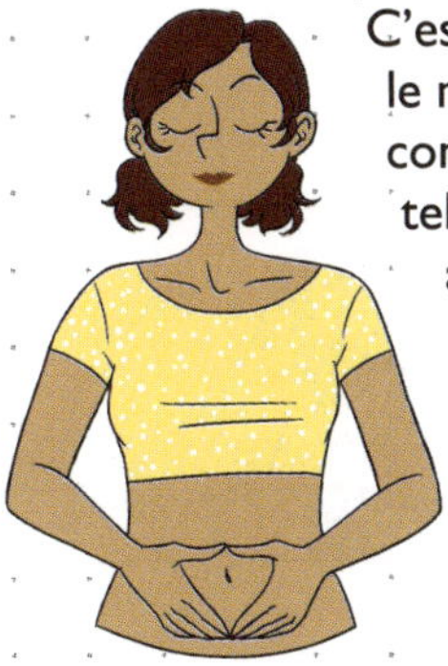

Elle se poursuit dans l'estomac (protéines et graisses) qui procède à l'acidification et au brassage des aliments, puis dans l'intestin grêle où se finit la digestion des glucides (sucres), des graisses et des protéines avec les enzymes pancréatiques et les sels biliaires. L'intestin grêle est d'ailleurs le lieu majeur de la digestion des aliments puisqu'il participe à la bonne assimilation des nutriments (vitamines, minéraux et oligo-éléments). La dernière étape de la digestion a lieu dans le gros intestin avec l'élimination des déchets.

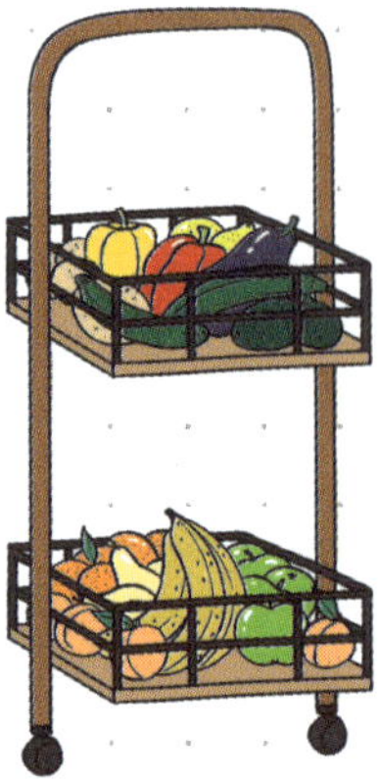

## L'équation à retenir : bonne digestion = énergie de folie = meilleure résistance au stress !

Une bonne digestion permet à votre organisme de bien fonctionner, d'obtenir l'énergie dont vous avez besoin et, ainsi, de mieux contrer le stress. C'est pourquoi il est capital de faire attention aux aliments que vous consommez : votre énergie en dépend ! Ce chapitre va vous apporter toutes les clés d'une alimentation saine et de qualité pour une digestion au top et une bonne assimilation des nutriments essentiels. L'énergie d'une strong woman au quotidien et un stress minimisé, qui dit mieux ?

## Une alimentation anti-coup de pompe, c'est...

L'alimentation est une sorte de carburant dont l'organisme a besoin pour vivre, car elle nourrit les organes, les tissus et permet aux cellules de se renouveler. Elle permet également de nourrir les muscles et le cerveau pour avoir une activité mentale, intellectuelle et physique optimale. Tout est lié ! Mais alors une alimentation anti fatigue qui permet de lutter contre le stress, c'est quoi exactement ?

### ... une alimentation qui empêche la glycémie de monter en flèche !

L'index glycémique (ou IG) d'un aliment est sa capacité plus ou moins importante d'élever la glycémie (taux de sucre contenu dans le sang) et par conséquent l'insuline, l'hormone qui fait baisser le taux de sucre dans le sang et qui facilite son stockage sous forme de graisses afin de réguler la glycémie. Lorsque vous consommez une quantité de sucre trop importante, le taux de sucre dans le sang augmente trop vite et entraîne un pic d'insuline. L'effet de cette hyperglycémie, à savoir un super

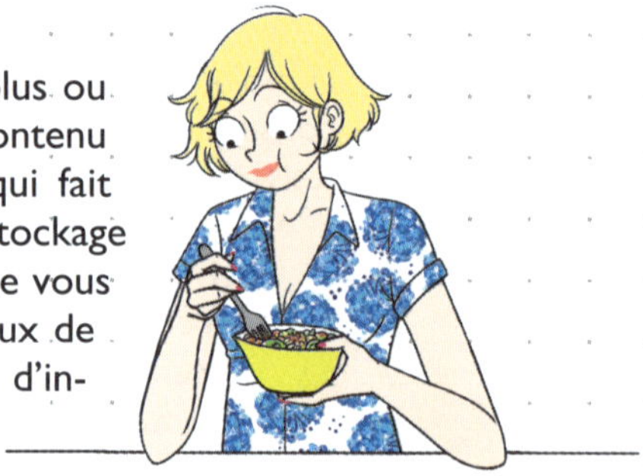

coup de fouet et un regain d'énergie, est de courte durée, car elle est rapidement suivie d'une hypoglycémie, la baisse du taux de sucre dans le sang en dessous de la normale due à la tentative du corps de se rééquilibrer. Le coup de fouet se transforme en coup de pompe en un rien de temps ! Et là c'est le drame !

**Le rôle de l'insuline**
Lors de l'arrivée du sucre dans le sang, le pancréas sécrète de l'insuline, une hormone qui a pour rôle de transmettre le sucre aux cellules qui en ont besoin pour fonctionner. Mais dans le cas où il y a surplus de sucre, il sera directement transformé en graisse et stocké. Et là, hello les kilos !
Une alimentation trop sucrée à long terme peut entraîner une insulinorésistance, lorsque le pancréas sécrète peu voire plus du tout d'insuline, et mener à une forme de diabète plus ou moins grave.

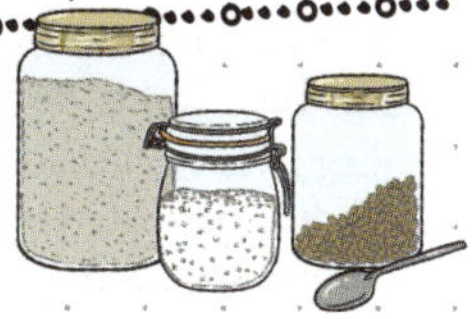

➾ Une alimentation anti-fatigue qui vous permet de résister au stress doit vous fournir une énergie constante, sans montagnes russes entre coups de fouet et coups de pompe. On se tournera pour cela vers les glucides à indice glycémique faible, élevant peu la glycémie, contrairement aux aliments à indice glycémique élevé.

## Les glucides, c'est quoi ?

Tous les aliments qui contiennent des sucres ! Le sucre de table, les céréales (riz, blé, pâtes, orge…), les légumineuses (lentilles, pois chiches…), les féculents (pomme de terre, patate douce…), les fruits et les légumes. Le sucre, source d'énergie, est le premier carburant du cerveau et de l'organisme, d'où l'importance de ne pas négliger les glucides dans votre alimentation !

## Quels aliments bannir et quels aliments privilégier ?

- Évitez les sucres et les céréales raffinés que l'on retrouve notamment dans les aliments à IG élevé listés ci-dessous.
- Préférez les sucres et les céréales complets (voir la liste des aliments à IG bas ci-dessous).

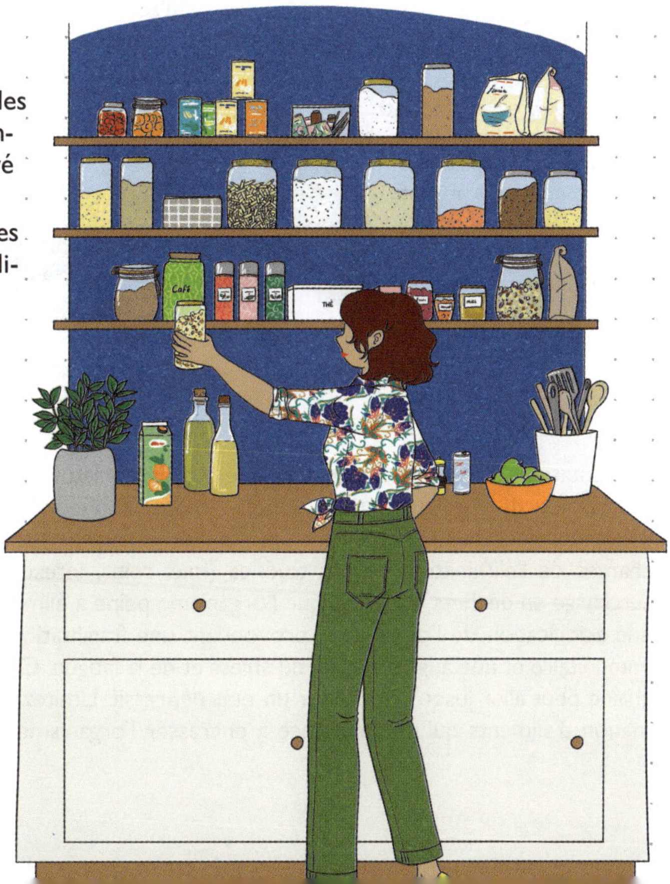

| Aliments à privilégier (IG bas < 55) | Aliments à consommer avec modération (IG moyen entre 55 et 70) | Aliments à bannir ou à ne consommer que très rarement (IG élevé > 70) |
|---|---|---|
| Oléagineux : amandes, cajou, noisettes…<br>Cacao maigre et chocolat 70 % de cacao<br>Fruits : fraises, framboises, myrtilles, kaki, kiwi, banane verte, abricot frais et sec, figue sèche, raisins, pommes, poires…<br>Céréales germées<br>Farine entière d'orge, de pois chiche, de blé<br>Légumes : artichaut, poireaux, brocolis, choux, haricots verts, tomates, courgettes, betterave crue…<br>Pain Essène (pain de céréales germées)<br>Sucre de coco<br>Son de blé ou d'avoine<br>Tofu<br>Yaourt nature<br>Lait de soja, lait de coco<br>Céréales complètes : blé type Ebly®, boulgour, riz, riz basmati, riz sauvage, semoule de couscous complet, spaghettis cuits al dente<br>Pain d'épeautre et pain intégral au levain<br>Sarrasin | Fruits : banane bien mûre, châtaigne, mangue, dattes, papaye, melon, pastèque)<br>Betterave cuite<br>Panais<br>Potiron<br>Maïs en grain<br>Sauce tomate type Ketchup®<br>Pain complet<br>Céréales raffinées : nouilles de riz, pâtes blanches bien cuites, raviolis, riz blanc standard, semoule de couscous<br>Sirop d'érable, miel d'acacia<br>Sorbets<br>Farine de blé complète | Baguette blanche, pain blanc sans gluten, pain de mie blanc<br>Polenta<br>Banane plantain cuite<br>Céréales : millet, riz à cuisson rapide<br>Fécule de pommes de terre, frites, pomme de terre cuite au four, purée de pommes de terre<br>Pizza<br>Gâteaux industriels salés et sucrés<br>Pop corn salé et sucré<br>Riz au lait<br>Sucre de table blanc et roux raffiné<br>Barres chocolatées<br>Céréales du petit-déjeuner sucrées (Chocapic®, Miel Pops®…)<br>Confitures industrielles<br>Sodas et jus de fruits industriels<br>Viennoiseries |

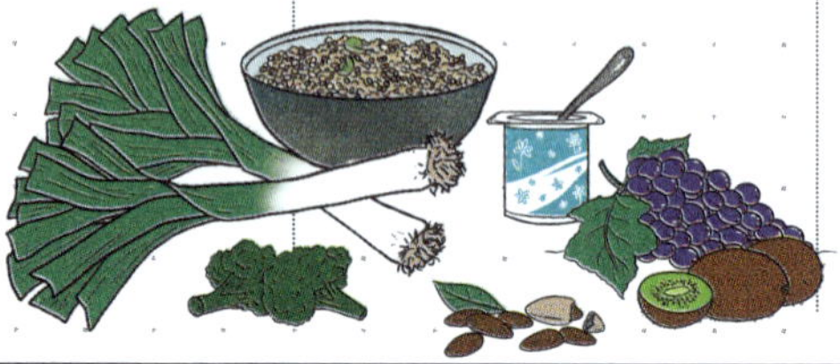

## … une alimentation qui encrasse moins le corps

Alimentation industrielle, sucres raffinés, graisses saturées, pesticides, additifs, métaux lourds, suralimentation, alcool… créent beaucoup des déchets métaboliques qui encrassent l'organisme de toxines et surchargent les organes chargés de l'élimination de ces toxines (foie, reins, intestins…). Cette surcharge en déchets toxiques, que l'organisme peine à éliminer, entraîne une acidification de l'organisme, provoquant une fragilisation du système immunitaire et une augmentation du stress et de la fatigue. Cette réaction en chaîne peut aller jusqu'à entraîner un état dépressif. Limitez donc la consommation d'aliments qui ont tendance à encrasser l'organisme. Suivez le guide !

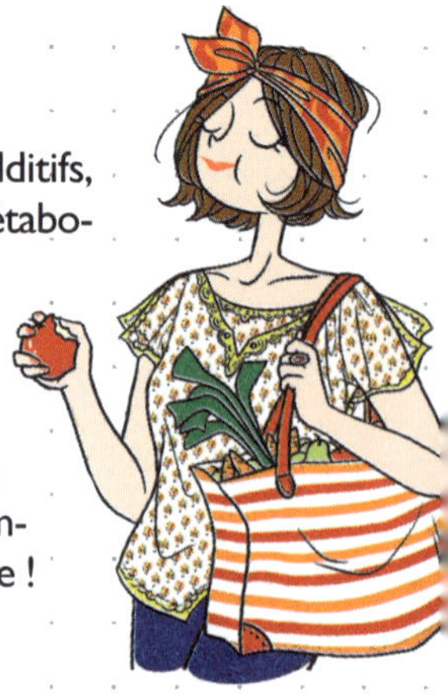

## Les aliments riches en glucides (ou en sucres) du moins encrassant au plus encrassant

Les aliments de 1 à 4 doivent être consommés régulièrement, en les variant à chaque repas. Les aliments de 5 à 6 sont à consommer avec modération.

| | |
|---|---|
| 1 | Les fruits tels que pomme, poire, orange, cerise, fraise, pêche, ananas, mangue… se digèrent très facilement et créent peu de déchets. À consommer en dehors des repas pour éviter de perturber la digestion, car les fruits, mêlés au bol alimentaire (repas), fermentent dans l'estomac, ce qui fait gonfler le ventre et empêche une assimilation optimale des nutriments (vitamines). Les fruits comme la châtaigne, la banane et les dattes doivent également être consommés en dehors des repas ou avec un repas qui ne contient pas de féculents (riz, pâtes, pomme de terre…), pour les mêmes raisons. |
| 2 | Tous les légumes, qu'ils soient à feuilles vertes (épinard, cresson), colorés (brocolis, poivron, tomates, asperges, choux, navets, chou-fleur, concombre…), à racines ou tiges sucrées (carotte, betterave, artichaut, céleri rave…) et les féculents (pomme de terre, patate douce, topinambours…). |
| 3 | Les céréales, sans gluten pour les personnes intolérantes (riz, sarrasin, maïs, quinoa, millet…) ou avec gluten pour celles qui n'ont pas de problèmes digestifs (blé, orge, avoine, seigle, épeautre…). Privilégiez toujours leur forme non raffinée (riz complet, pâte au sarrasin, petit épeautre, pain au seigle…), plus riche en fibres et qui n'a subi que peu ou pas de transformation. |
| 4 | Les légumineuses comme les lentilles, les pois chiches, les haricots secs (rouges, verts, blancs) et le soja. Au même titre que les céréales, elles sont riches en fibres. |
| 5 | Les sucres raffinés comme le sucre blanc, les pâtes blanches, les produits industriels sucrés tels que les gâteaux, les barres chocolatées, les barres de céréales, les céréales du matin… n'apportent aucun nutriment essentiel et chargent l'organisme de toxines. |
| 6 | Les pâtisseries, au même titre que les sucres raffinés, ne sont pas bénéfiques pour la santé et créent des déchets métaboliques. |

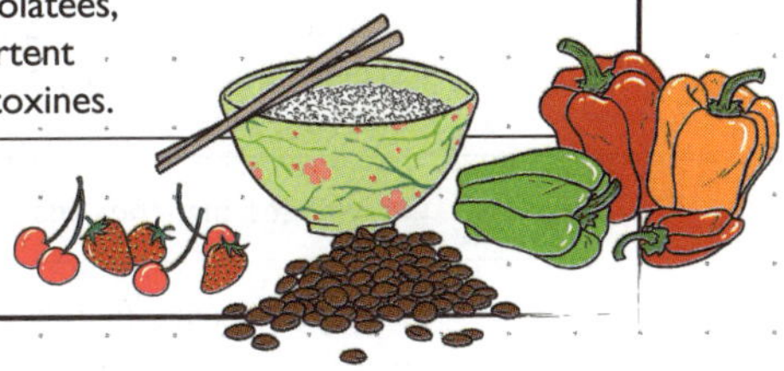

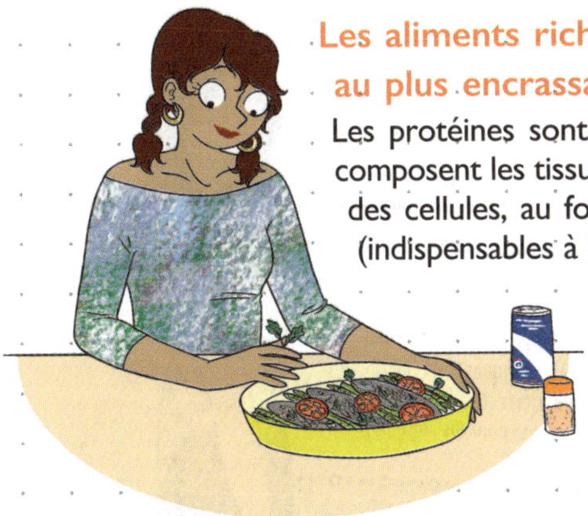

## Les aliments riches en protéines du moins encrassant au plus encrassant

Les protéines sont les matériaux de construction de notre corps : elles composent les tissus (muscles, os, organes), contribuent au renouvellement des cellules, au fonctionnement des organes, à la synthèse des enzymes (indispensables à la digestion), des hormones… Par ailleurs, les protéines sont constituées d'acides aminés dont 9 sont essentiels à l'organisme et doivent être impérativement fournis par l'alimentation, car ils ne peuvent être produits par l'organisme.

Les aliments des classes 1 à 8 sont à varier dans le cadre d'une alimentation équilibrée. Les aliments des classes 9 à 11 sont à consommer avec grande modération, car riches en purines et en toxines qui encrassent l'organisme lorsqu'elles sont consommées en abondance.

**Les purines, quésaco ?**

Ce sont des substances issues des protéines, elles produisent une grande quantité de déchets toxiques dans le corps. Une fois ingérées, le foie transforme les purines en acides uriques (très toxiques pour l'organisme) qui seront ensuite éliminés à 70 % par les reins via les urines sous forme d'urée et à 30 % par l'appareil digestif. Les aliments riches en purines sont à consommer avec modération. Pour autant, pas d'inquiétude, si vous êtes en bonne santé, vous pouvez sans risque manger de la viande rouge une fois par semaine et vous faire plaisir avec un peu de charcuterie et des crustacés une fois par mois !

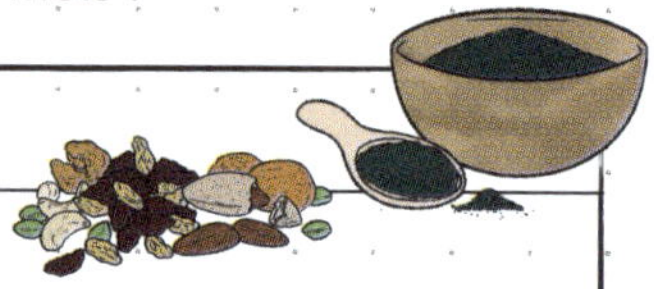

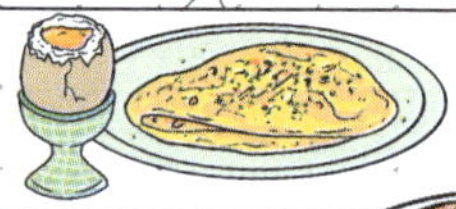

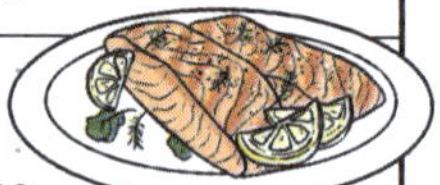

| | |
|---|---|
| 1 | La spiruline |
| 2 | Les oléagineux (amandes, noix de cajou, noisettes…) |
| 3 | Les coquillages crus (Saint-Jacques, huîtres) |
| 4 | Les produits laitiers (lait caillé, fromage, laitages de préférence de brebis ou de chèvre) |
| 5 | Les œufs (pour une meilleure digestion et assimilation des protéines, privilégiez la cuisson au plat, à la coque ou mollet). |
| 6 | Les poissons gras comme le saumon, le thon, les poissons maigres à chair blanche comme le merlu, le cabillaud, le loup, la daurade… (attention aux métaux lourds). Privilégiez les poissons de début de chaîne (sardines, maquereaux, anchois) qui contiendront peu de métaux lourds, très toxiques pour l'organisme. |
| 7 | Les viandes blanches maigres (poulet, dinde, lapin, veau…) |
| 8 | Les légumineuses (lentilles, pois chiches…) |
| 9 | Les viandes rouges et les abats (cœur, foie…) |
| 10 | Les crustacés (crevettes, langouste, crabe et homard) |
| 11 | Les levures alimentaires (levures de bière, levure maltée) et les charcuteries sont les plus riches en purines et donc les plus encrassantes pour le corps. |

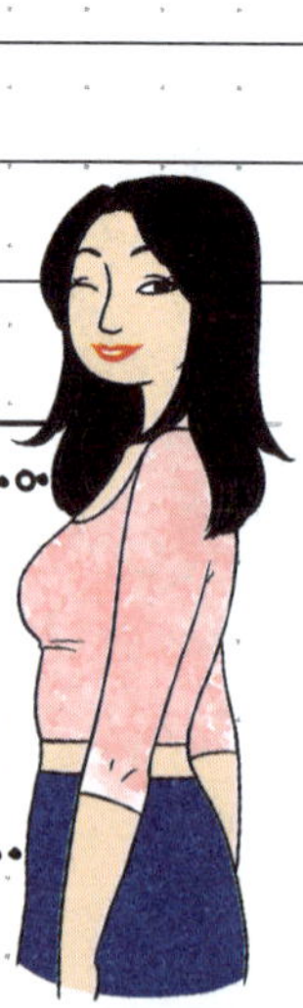

**Pour les végé et les végans**

Pour être sûres de consommer vos 9 acides aminés essentiels, combinez vos céréales avec des légumineuses. Par exemple, riz complet-lentilles, semoule complète-pois chiches… Les céréales ne contiennent que peu de lysine (un acide aminé essentiel) et les légumineuses manquent de méthionine (un autre acide aminé essentiel). En les combinant, vous aurez dans votre assiette les 9 acides aminés essentiels au complet ! Bon à savoir : le tofu, le quinoa et la spiruline sont pourvus des 9 acides aminés essentiels à eux seuls.

## Les aliments riches en lipides (gras), du moins encrassant au plus encrassant

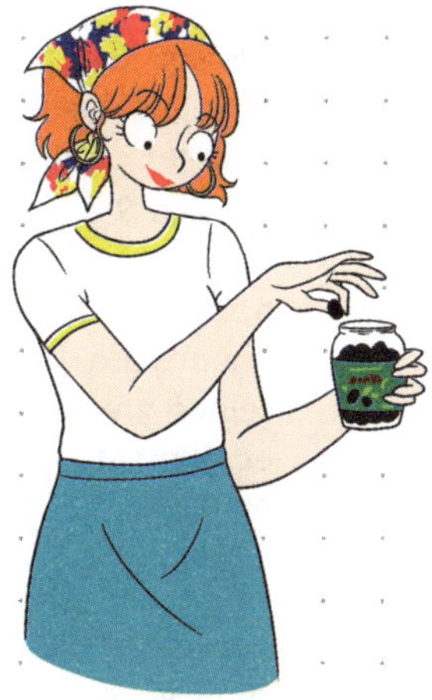

Les bons lipides, riches en vitamines A, D, E et K, sont essentiels, car non seulement ils apportent de l'énergie à l'organisme, mais en plus ils contribuent à l'équilibre de nos systèmes nerveux et hormonaux et au bon fonctionnement de nos cellules !
Attention, tous ne sont pas bons pour l'organisme. On trouve dans les aliments 3 sortes de lipides :

- Les acides gras trans ou hydrogénés présents dans toutes les huiles raffinées et les margarines : à consommer avec grande modération !
- Les acides gras saturés présents dans les graisses animales ainsi que dans certaines graisses végétales (huile de palme et de coco) : à consommer avec modération.
- Les acides gras insaturés (les bonnes graisses) présents surtout dans les graisses végétales mais aussi dans certaines graisses animales.

Les aliments 1 et 2 sont à consommer régulièrement et en variant les choix pour une alimentation équilibrée.

Ceux des lignes 3 à 5 sont à consommer avec modération en évitant au maximum les cuissons qui rendent ces aliments toxiques pour l'organisme.

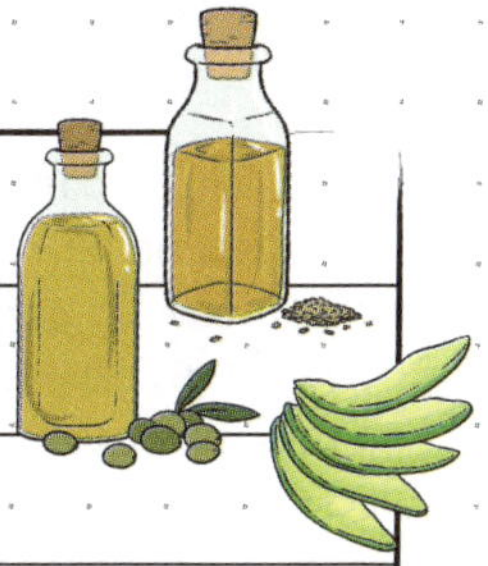

| | |
|---|---|
| 1 | Les fruits gras (avocat, olives noires) |
| 2 | Les huiles végétales (privilégiez les huiles végétales biologiques obtenues par première pression à froid) |
| 3 | Le beurre, à consommer cru et frais (cuit, il devient toxique) |
| 4 | La margarine |
| 5 | Les graisses animales comme le saindoux et la graisse des poissons gras (saumon, sardine, maquereau…) cuits sont mal digérées par l'organisme et produisent beaucoup de toxines (si vous aimez les poissons gras, mangez-les crus) |

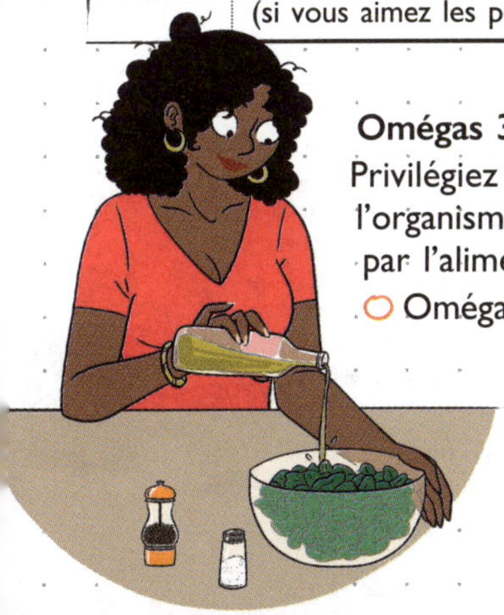

### Omégas 3 et 6 : Go !

Privilégiez les omégas 3 et 6 qui sont deux acides gras essentiels que l'organisme n'est pas capable de produire, ils doivent donc être fournis par l'alimentation.

- Oméga 3 à privilégier : Huiles végétales (noix, colza, lin), oléagineux (noix, noisettes, amandes et graines de lin), légumes (verts à feuille comme le cresson, épinard), choux, protéines animales (saumon, thon, sardines, maquereau, œufs label bleu-blanc-cœur car les poules sont nourries aux graines de lin) et aliments plaisir comme la purée de noisette et d'amande.

- Oméga 6 à privilégier : Huiles végétales (pépins de raisin, tournesol, sésame, noisette, olive), oléagineux (noix du Brésil, arachides, pistaches, graines de tournesol, sésame, courge) et aliments plaisir comme la purée de pistache et d'arachides.
- Oméga 9 à privilégier : Huiles végétales (noisette, olive, colza, arachide), oléagineux (noix de pécan, noisettes, amandes, cajou, arachides, pistaches et graines de lin, tournesol, sésame), avocat, protéines animales (gruyère, saumon d'élevage cru) et aliments plaisir comme la purée de noisette et d'amande, d'arachide, de cajou, de pistache et le chocolat à 70 % de cacao minimum.

**Le bon rapport oméga 3 et oméga 6 !**
Les omégas 6, consommés en excès dans notre alimentation, bloquent l'absorption optimale des omégas 3 par l'organisme. Le bon rapport à adopter est d'un à quatre omégas 6 pour un oméga 3. Soit jusqu'à quatre fois plus d'omégas 6, pas plus !

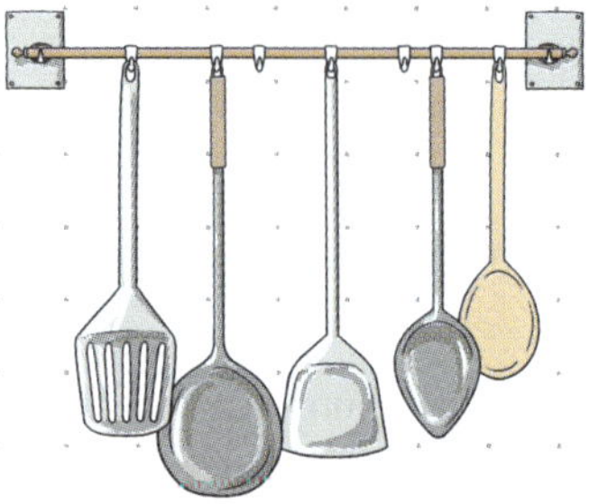

## Une question d'équilibre acido-basique

Une alimentation encrassante acidifie l'organisme. Or, pour fonctionner correctement, notre organisme doit se situer dans une zone de PH équilibrée, ni trop basse (c'est-à-dire trop acide), ni trop élevée (c'est-à-dire basique). Normalement, un organisme en pleine santé est capable d'éliminer sans problèmes les acides (toxines) produits par notre fonctionnement biologique quotidien (respiration, digestion…). Malheureusement, les fonctions d'élimination de nos organismes sont sursollicitées par des apports trop importants en acides, qu'elles peinent à prendre en charge : en cause, en plus d'une alimentation encrassante, un mode de vie plutôt sédentaire, un stress et manque de sommeil chroniques.
Résultat : cela favorise l'acidose (l'excès d'acides non éliminés dans les tissus) et la déminéralisation. Cette acidification de l'organisme peut provoquer certains troubles tels que la fatigue, la nervosité, l'augmentation du stress mais également des douleurs, une acidité gastrique, une sécheresse cutanée, des troubles musculaires (crampes), des inflammations articulaires et intestinales, des cheveux et des ongles dévitalisés…
Privilégier les aliments les moins encrassants au détriment des plus encrassants vous permettra ainsi de privilégier les aliments alcalinisants (basiques) au détriment des aliments acidifiants.
Par ailleurs, il est important d'améliorer sa digestion : une mauvaise digestion est une cause majeure d'acidification de l'organisme (voir page suivante).

**Zoom sur le thé, le café et l'alcool !**
Limitez fortement votre consommation d'alcool, de thé et de café, tous très acidifiants. Si vous tenez à votre café du matin, limitez-vous à un café par jour et remplacez vos autres cafés par de la chicorée, une plante au bon goût de noisette-caramel, dépourvue de caféine et aux multiples vertus ! Riche en prébiotiques, elle améliore la digestion et le transit tout en aidant la flore intestinale à se maintenir en forme afin de lutter contre les infections. Riche en antioxydants, en fibres et pauvre en calories, elle favorise également l'assimilation du fer et du calcium. Choisissez-la bio pour vous assurer de son bon goût et de sa qualité ! Et si vous êtes plutôt green tea addict, gardez une tasse de thé vert par jour et remplacez les autres par des tisanes antistress (mélisse, passiflore, menthe poivrée…). Quant à l'alcool, vous pouvez vous autoriser un verre par semaine et les jours de fête, en veillant bien à compenser le lendemain avec une alimentation acido-basique et une bonne heure de marche ou de jogging !

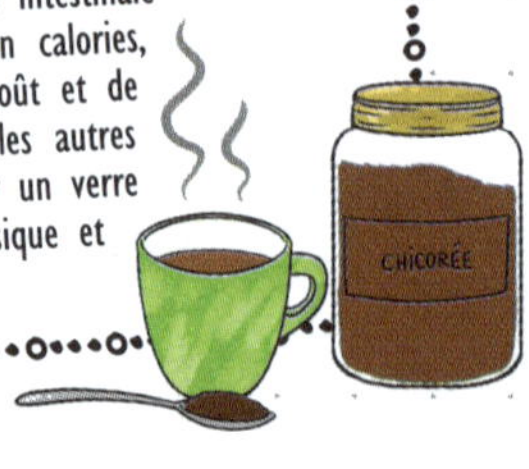

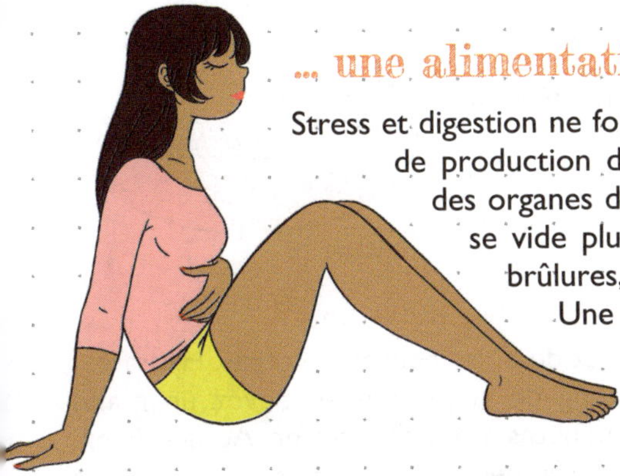

## ... une alimentation digestion-friendly !

Stress et digestion ne font pas bon ménage ! Le stress modifie le processus de production d'enzymes digestives et trouble le fonctionnement des organes digestifs. La digestion s'en trouve ralentie, l'estomac se vide plus lentement, ce qui se manifeste souvent par des brûlures, des reflux gastriques ou encore des ballonnements. Une digestion perturbée impacte le fonctionnement de l'intestin grêle, en accélérant le transit au niveau du côlon (diarrhées) ou en le ralentissant (constipation). Ces problèmes dérèglent également le microbiote (flore intestinale) présent dans l'intestin et rendent donc l'organisme plus vulnérable, car la flore intestinale participe du système immunitaire ! Pour compenser les effets négatifs du stress sur l'organisme, il est d'autant plus important d'adopter une alimentation qui favorise une bonne digestion.
Et, à l'inverse, en évitant d'épuiser votre organisme avec une mauvaise digestion, vous conservez l'énergie nécessaire à la gestion du stress lui-même.

**Les cuissons bonnes pour la digestion**
Pour conserver un maximum de vitamines et de minéraux et améliorer votre digestion, évitez les cuissons à haute température. En effet, à partir de 45 °C, les aliments perdent leurs enzymes (substance aidant à la digestion) ; et à partir de 60 °C, les vitamines B et C sont détruites. Enfin, à partir de 110 °C, il y a destruction des vitamines A, D, E et K et une réaction qu'on appelle « réaction de Maillard » : le brunissement durant la cuisson du combo protéine-glucide, rendant les aliments très toxiques pour l'organisme. Privilégiez toujours une part de cru (légumes, fruits) et préférez les cuissons vapeur et à l'étouffée, qui restent douces et conservent mieux les vitamines et les minéraux.

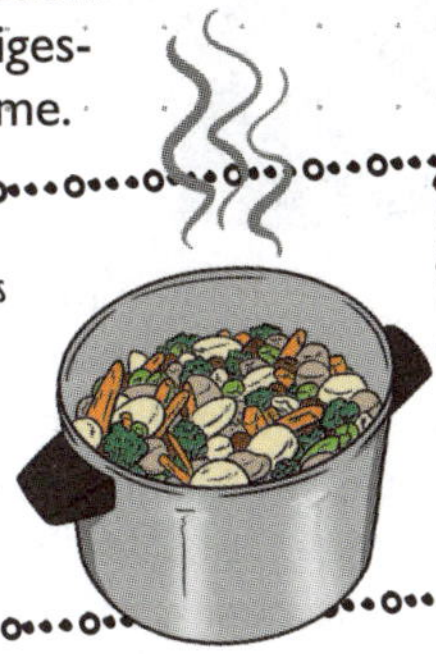

## J'évite certaines combinaisons alimentaires !

Pour une bonne digestion, il est important de savoir quelles combinaisons alimentaires éviter, celles qui provoquent gaz, ballonnements et gênes intestinales.

✕ **Protéines + amidon :** Les protéines et les amidons ne se digèrent pas dans le même milieu. Résultat : les sucs sécrétés pour digérer les protéines font fermenter les amidons, créant des ballonnements et des gazs. Les combinaisons à éviter par exemple : pomme de terre + poulet rôti ; patate douce + steak haché ; pâtes + jambon ; riz + poisson.

✕ **Protéines + amidon + fruit :** Lorsque votre repas contient des protéines (animales ou végétales) ou de l'amidon (pomme de terre, riz, blé...), le fruit va stagner et fermenter dans l'estomac. Cette fermentation est à l'origine de ballonnements inconfortables (aérophagie), car le temps de digestion des protéines et de l'amidon est supérieur à 30 minutes.

✕ **Lait + miel :** Le miel fermente vite. Si vous avez besoin de sucrer une boisson lactée, préférez le sucre de coco.

Le jus du citron favorise la digestion des protéines. Vous pouvez soit boire un jus de citron pressé en cours de repas, soit presser du jus de citron directement dans l'assiette.

## Je mange mes fruits entre les repas !

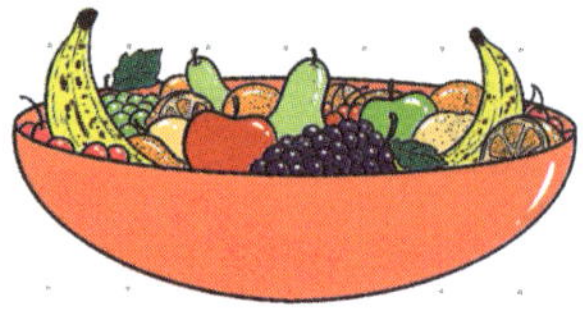

Pour une meilleure digestion et une meilleure assimilation des vitamines et des minéraux que vous apportent les fruits, consommez-les en dehors des repas, au goûter ou 1 heure avant votre repas (car ils se digèrent rapidement !).

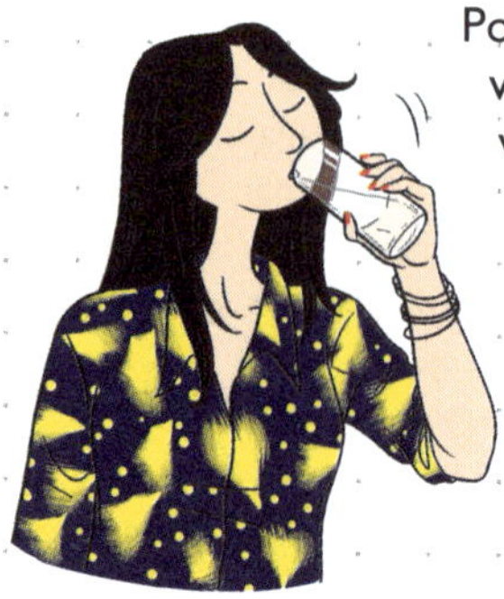

## Je m'hydrate, oui, mais pas n'importe comment !

Pour une digestion optimale, évitez de boire pendant le repas. Hydratez-vous régulièrement tout au long de la journée et buvez un grand verre d'eau une quinzaine de minutes avant de manger. Au quotidien, privilégiez les eaux de source très peu minéralisées telles que Mont Roucous® ou l'eau de source Carrefour®. A contrario, évitez les eaux très minéralisées, dont les minéraux ne sont pas assimilables par l'organisme et fatiguent les reins.

## J'arrête le temps au moment des repas !

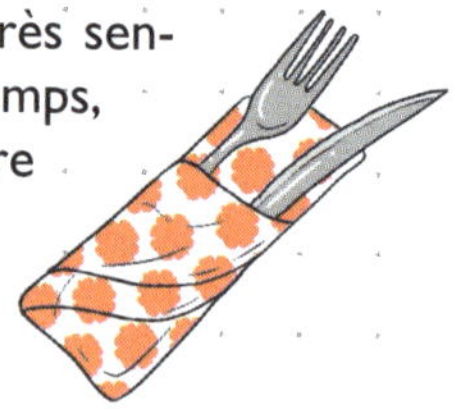

Améliorer sa digestion commence par prendre le temps de manger dans le calme, car les intestins et le ventre sont très sensibles au stress. Lorsque l'on est stressée, pressée par le temps, on a tendance à manger vite sans trop mâcher. Bien mâcher, c'est mettre toutes les chances de son côté pour bien digérer et assimiler de manière optimale tous les bons nutriments. Aussi, prenez 20 minutes minimum pour le repas, savourez chaque bouchée. Et si vous manquez de temps, préférez une portion plus petite que vous prendrez le temps de mastiquer !

## Je chouchoute mes intestins

Pour s'assurer d'un bon transit et d'un intestin en bonne santé, il est important de les soigner. *Out*, les plantes ou les compléments alimentaires qui pourraient les irriter !

**Consommez plutôt des prébiotiques** (présents dans la banane, l'artichaut, l'ail, le poireau, l'oignon, les légumes à feuilles vertes...), car leurs fibres nourrissent votre microbiote intestinal !

**Consommez des probiotiques.** Ces micro-organismes vivants ont un effet bénéfique sur la flore intestinale. Ils améliorent la digestion, régulent le transit et maintiennent actif le système immunitaire. Lorsque l'organisme accumule trop d'acidité et de toxines à cause du stress ou d'une mauvaise alimentation, la flore intestinale en est perturbée. Les probiotiques aident à rééquilibrer la flore intestinale, d'où l'intérêt d'incorporer régulièrement des aliments riches en probiotiques dans votre alimentation.

| MES ALIMENTS RICHES EN PROBIOTIQUES INDISPENSABLES | |
|---|---|
| Légumes | Choucroute crue, kimchi (salade coréenne à base de chou fermenté et de piment) |
| Condiments et sauces | Tamari et shoyu (sauces de soja fermentées), olives, pickles, cornichon |
| Céréales | Levure maltée, pain au levain |
| Protéines végétales | Tamari, miso, tempeh, natto (soja fermenté) |
| Laitages | Yaourts et laits fermentés, kéfir de lait fermenté |
| Boissons | Kéfir d'eau, kombucha, jus de sève de bouleau fraîche |

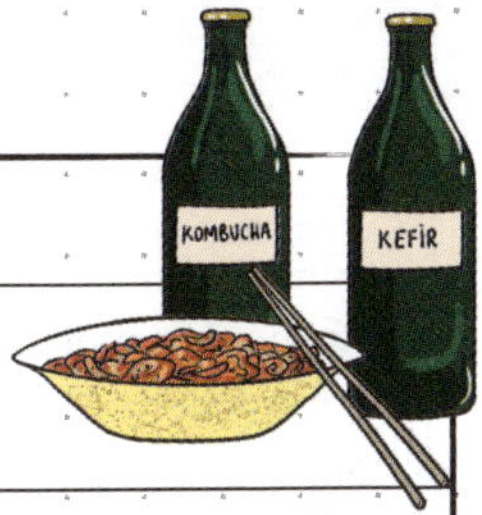


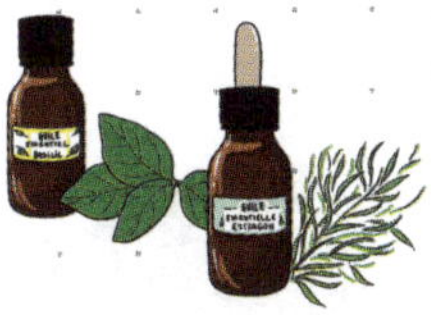

**SOS bobo !**
Pour soulager une sensation d'inconfort intestinal ou des ballonnements, vous pouvez pratiquer un massage du ventre dans le sens des aiguilles d'une montre, en utilisant un mélange d'huile végétale et d'huile essentielle. Ajoutez 5 gouttes d'huile essentielle de basilic (aide à la digestion et facilite l'élimination des gazs) ou d'estragon (soulage les spasmes digestifs en cas de mauvaise digestion) dans une cuillère à café d'huile végétale (amande douce ou sésame par exemple).

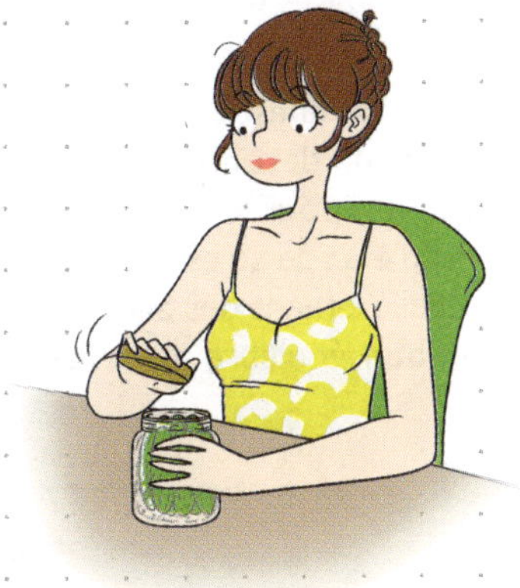

## … une alimentation booster comprenant des superfood !

Et pour parfaire cette alimentation antifatigue qui restaure l'organisme et le rend plus résistant au stress, on mise sur les superaliments qui donnent une pêche d'enfer et sur le magnésium, l'ennemi n° 1 du stress.

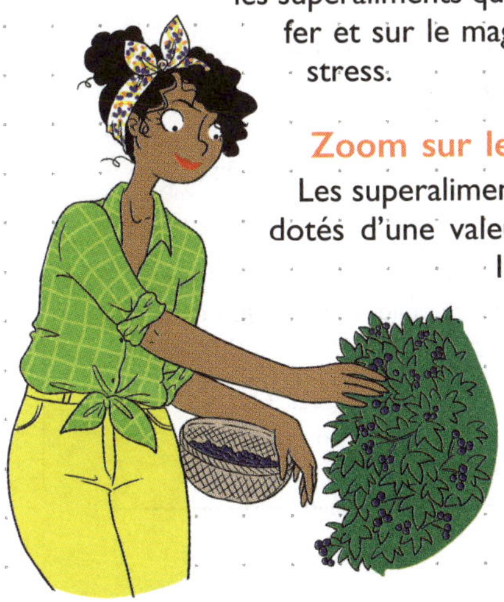

### Zoom sur les superaliments !

Les superaliments sont des aliments naturels dotés d'une valeur nutritionnelle exceptionnelle. Ils possèdent des quantités élevées de vitamines, de minéraux, d'oligo-éléments, de fibres et d'enzymes améliorant la digestion ! De vrais boosters d'énergie !

| Mes superaliments indispensables | |
|---|---|
| **Légumes et condiments** | Chou kale, chicorée sauvage, ail, asperges, persil, avocat |
| **Fruits et fruits secs** | Baies de goji, grenade, myrtilles, cassis, baie d'açaï, argousier, citron 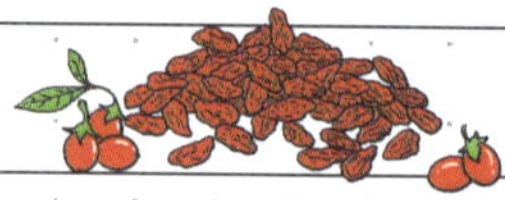 |
| **Céréales et graines** | Graines germées, graines de chia |
| **Oléagineux** | Amandes, cacahuètes, pistaches, noix, noisettes, noix de cajou, noix du Brésil |
| **Protéines** | Algues (spiruline, klamath, chlorella), soja |
| **Épices, racines et plantes** 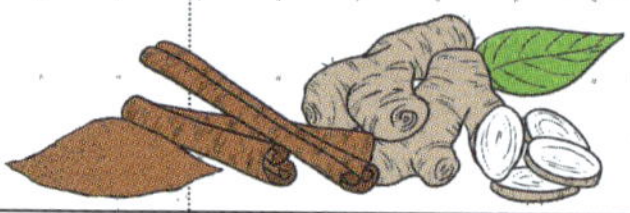 | Curcuma, ginseng, matcha (thé vert), moringa, cannelle, gingembre |
| **Douceurs** | Gelée royale, propolis, toutes les purées d'oléagineux (purées d'amande, de noisette, de pistache…) |

## Zoom sur une alimentation antistress riche en magnésium !

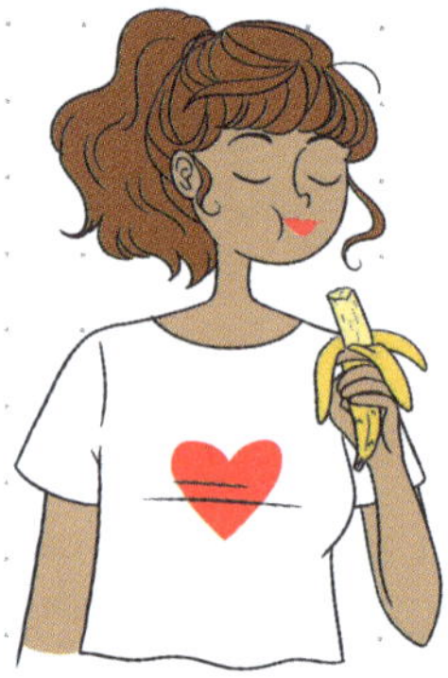

Ce minéral est connu pour ses nombreux bienfaits sur la santé. En plus d'être un décontractant musculaire naturel grâce à ses effets sédatifs et apaisant pour le système nerveux, il est particulièrement bénéfique en cas d'état de stress, d'anxiété et de tensions musculaires. Consommer régulièrement des aliments riches en magnésium permet de maintenir un bon équilibre au niveau du système nerveux.

| Mes aliments indispensables riches en magnésium | |
|---|---|
| **Légumes** | Blettes, avocat, épinards, haricots verts, chou kale, chou vert, roquette |
| **Fruits et fruits secs** 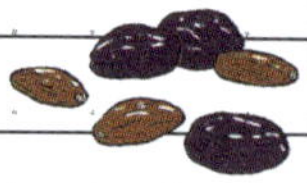 | Banane, dattes, noix de coco, pruneaux, cacao cru |
| **Céréales et graines** | Riz complet, pain complet, semoule de maïs, germe de blé, graines de citrouille, graines de lin, graines de chia, graines de soja |
| **Oléagineux** | Amandes, cacahuètes, pistaches, noix, noisettes, noix de cajou, noix du Brésil |

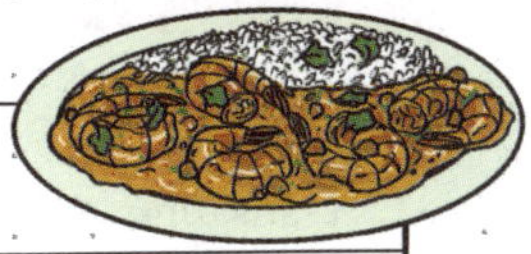

| Mes aliments indispensables riches en magnésium | |
|---|---|
| Crustacés (à consommer avec modération) | Poisson blanc (daurade, colin), huîtres, maquereau, crevettes, moules |
| Protéines végétales et légumineuses | Haricots blancs et noirs, petits pois, lentilles, pois chiche, tofu, algues |
| Douceurs | Chocolat noir (minimum 70 % de cacao), cacao maigre en poudre, purées d'oléagineux |

# Un programme, une recette

Comment appliquer ces recommandations ? Voici quelques exemples pour vous guider, à adopter selon son mood du jour ou selon votre programme Pilates.

## Une journée anti-fringale

Des recettes qui vous couperont l'envie de grignoter en cas de stress et qui vous aideront à réguler votre glycémie toute la journée. Recettes IG bas et riches en fibres, garanti sans effet coup de pompe !

Ces menus peuvent compléter le programme Pilates antistress p. 34 : « je contrôle mes émotions », pour vous aider à résister au grignotage lorsque vous êtes stressée.

### Petit déjeuner

#### Overnight porridge (1 portion)

1. La veille au soir, dans une grosse verrine (ou un verre), versez 10 cuillères à soupe de lait d'amande, 4 c. à s. de flocons d'avoine (bio de préférence), 1 c. à s. de graines de chia, 1 c. à c. de sirop d'agave.
2. Laissez reposer dans le réfrigérateur toute la nuit et dégustez le lendemain matin en ajoutant des morceaux de fruits de saison et un peu de cannelle en poudre. Les plus gourmandes peuvent ajouter 1 c. à c. de purée d'amande.

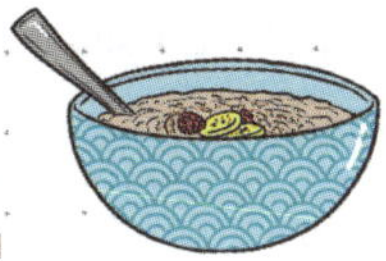

## Déjeuner

### Couscous d'épeautre aux abricots secs (4 personnes)

1. Dans une casserole, faire infuser 10 minutes un sachet de thé à la menthe dans 20 cl d'eau portée à ébullition.
2. Pendant ce temps, dans un saladier, versez 125 g de semoule d'épeautre complète, 1 c. à s. d'huile de noix, mélangez puis versez l'eau chaude infusée à la menthe dans le saladier, couvrez et laissez gonfler 15 minutes.
3. Pendant ce temps, pressez une gousse d'ail et coupez une grande escalope de poulet (ou l'équivalent de tofu fumé pour les veggie et les végans) en petits morceaux. Faire revenir le tout à la poêle avec un filet d'huile d'olive.
4. Coupez 4 ou 5 abricots secs en petits morceaux et émincez 10 feuilles de basilic frais.
5. Une fois la semoule d'épeautre cuite, salez légèrement puis ajoutez tous les autres ingrédients, mélangez et dégustez !

## Goûter

1 poignée d'amandes + 1 portion de fruit à IG bas de saison (ex. : 2 clémentines, 2 abricots, 125 g de fruits rouges, 1 pomme...).

## Dîner

### Salade de haricots verts (2 personnes)

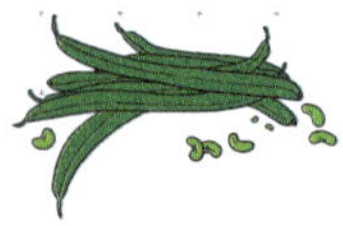

1. Équeutez 400 g de haricots verts et faites-les cuire une dizaine de minutes à la vapeur.
2. Pendant ce temps, coupez en rondelles 10 olives de Kalamata dénoyautées et émincez 1 oignon rouge.
3. Pour la sauce, mélangez le jus d'un citron jaune bio, 2 c. à s. d'huile d'olive (bio et pressée à froid de préférence) et 1 c. à s. de moutarde.
4. Dans un saladier, mélangez tous les ingrédients avec la sauce, dégustez !

Ces menus peuvent compléter le programme Pilates antistress p. 36 : « je me recentre sur moi-même ».

## Une journée healthy et gourmande

Des recettes qui vous permettront d'allier gourmandise et nutrition, lorsque vous avez besoin de vous faire plaisir pour une fois et que vous avez besoin d'une alimentation « doudou » sans faire une croix sur les nutriments !

## Petit déjeuner

### Mug cake au chocolat (1 portion)

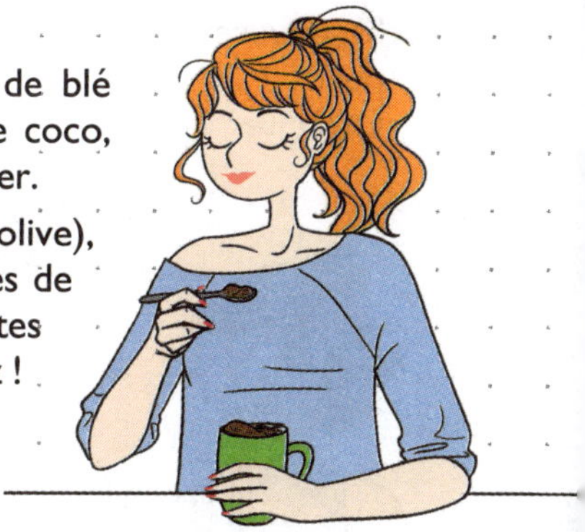

1. Dans une tasse assez haute, mélangez 2 c. à s. de farine de blé T80, ¼ de c. à c. de levure chimique, 2 c. à s. de sucre de coco, 1 c. à s. de poudre de cacao maigre et 1 pincée de sel de mer.
2. Puis ajoutez 1 c. à c. de purée de noisette (ou d'huile d'olive), 3 c. à s. de lait végétal (amande, avoine) et 1 c. à s. de pépites de chocolat (pour les plus gourmandes !), mélangez le tout, faites chauffer 1 minute au micro-ondes à 800-900 watts et dégustez !
3. Ajustez le temps de cuisson à la puissance de votre micro-ondes, fiez-vous à la texture, le gâteau doit être légèrement humide.

## Déjeuner

### Tofu grillé et sa sauce à l'amande (2-3 personnes)

1. Commencez par émincer 1 oignon et presser 1 grosse gousse d'ail pour les faire revenir 2 minutes dans une poêle avec 1 filet d'huile d'olive et 1 cm de gingembre frais râpé (ou 1 c. à c. en poudre) en remuant 1 minute.
2. Ajoutez 400 g de dés de tomate fraîche, 2 c. à c. d'épices masala (ou curry), 1 c. à c. de cumin, salez, poivrez, mélangez et laissez mijoter 10 minutes. En parallèle, faites griller à sec 200 g de tofu dans une poêle antiadhésive en remuant régulièrement pendant 10 minutes.
3. Dans la préparation de tomates, après 10 minutes, versez 100 ml de crème de coco, 30 g de poudre d'amande, 1c. à c. de sucre de coco et 1 pincée de bicarbonate de soude. Mélangez et coupez le feu.
4. Transvasez dans un blender résistant à la chaleur (ou passez au bon vieux mixeur !) et mixez durant 1 à 3 minutes pour obtenir une sauce lisse.
5. Versez la sauce dans un wok avec le tofu grillé et remuez un instant. Dégustez ce plat avec une portion de riz basmati blanc ou semi-complet.

## Goûter

### Compote de pommes facile (4-6 portions)

1. Épluchez et évidez 1 kg de pommes bio, coupez-les en petits morceaux et, au fur et à mesure, disposez les morceaux dans une casserole en les arrosant régulièrement de jus de citron pour éviter l'oxydation.

2. Fendez une gousse de vanille en deux dans sa longueur puis, à l'aide d'un couteau long, grattez l'intérieur pour récupérer les grains. Déposez l'extrait de vanille dans la casserole.
3. Saupoudrez de cannelle (1 à 2 c. à s.), versez 30 ml d'eau et faites cuire à feu doux pendant 20 minutes en remuant régulièrement. Lorsque les pommes sont bien cuites et fondantes, la compote est prête !

## Dîner

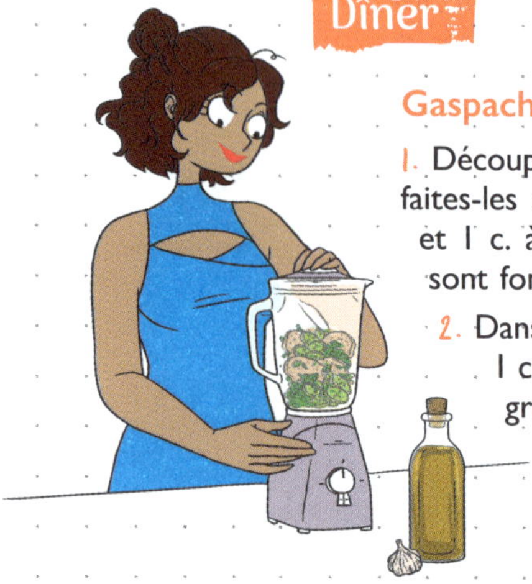

### Gaspacho de courgettes (2-3 portions)

1. Découpez en rondelles 3 courgettes lavées mais non épluchées et faites-les cuire à feu doux, à l'étouffée avec 1 gousse d'ail pressée et 1 c. à s. d'huile d'olive. Les courgettes sont prêtes lorsqu'elles sont fondantes.
2. Dans un saladier, versez les courgettes, 2 c. à s. d'huile d'olive, 1 c. à c. de vinaigre de Xérès, 1 tranche de pain complet coupé grossièrement et 1 poignée de basilic fraîchement ciselé, mélangez le tout et laissez refroidir au moins 1 heure.
3. Versez enfin le tout dans un blender, salez, poivrez et mixez jusqu'à l'obtention d'une texture lisse. Si la texture est encore trop épaisse à votre goût, ajoutez un peu d'eau, mixez de nouveau et c'est prêt !

# Une journée recovery

Des recettes légères, riche en vitamines et facile à digérer afin que l'organisme se fatigue le moins possible et consacre son énergie à recharger vos batteries et vous donner un regain de vitalité après un coup de stress.

Ces menus peuvent compléter le programme Pilates antistress p. 48 : « Pilates recovery ».

## Petit déjeuner

### Pudding de chia aux baies de goji (1 portion)

1. La veille au soir, versez 50 g de graines de chia dans une verrine (ou un verre), ajoutez 120 ml de lait végétal (amande ou cajou) et 1 c. à c. de sirop d'agave. Mélangez, couvrez et laissez reposer toute la nuit au réfrigérateur.
2. Le lendemain matin, ajoutez 1 petite poignée de baies de goji et quelques éclats de noisettes. Dégustez !

## Déjeuner

### Salade asiatique au sésame (2-3 portions)

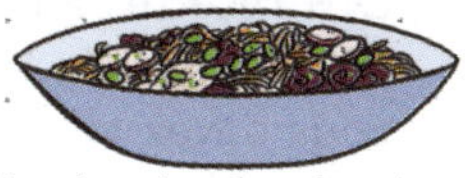

1. Faites bouillir de l'eau dans une casserole puis versez-y 100 g de vermicelle de riz et laissez cuire 2 minutes. Passez-les ensuite à l'eau froide pour stopper la cuisson et les refroidir.
2. Puis émincez 1/4 de chou rouge ou blanc, 1 oignon nouveau, râpez 4 carottes et coupez en rondelles 1 poignée de radis rouges.
3. Déposez les vermicelles au fond d'une assiette creuse et disposez les légumes les uns à côté des autres, ajoutez une poignée d'edamame et 1 poignée de coriandre finement ciselée.
4. Pour la sauce, versez dans un bol 2 c. à s. de vinaigre de riz, 2 c. à s. d'huile de pépin de raisin, 1 c. à s. de sauce soja, 1 c. à c. de sirop d'agave, 1 c. à c. d'huile de sésame grillé, 1 c. à c. de gingembre moulu, sel, poivre. Mélangez et versez ensuite sur le plat. C'est prêt !

## Goûter

1 portion de fruit de saison frais et bio (125 g de fruits rouges, 1 kiwi ou 2 abricots…)

## Dîner

### Taboulé de chou-fleur (4 personnes)

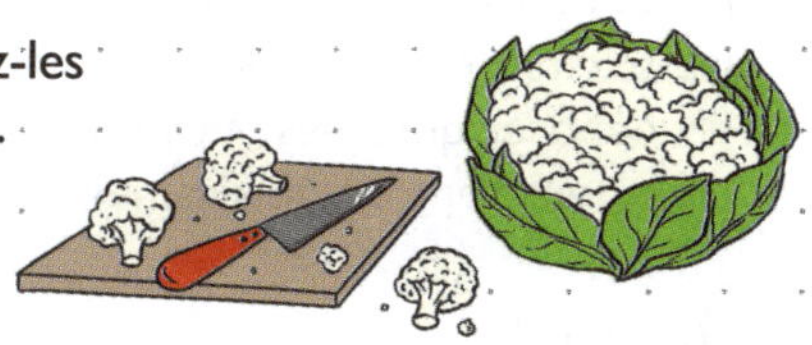

1. Prélevez 300 g de bouquets de chou-fleur cru et mixez-les très finement pour obtenir l'aspect d'une semoule. Transvasez dans un récipient, salez, poivrez et ajoutez 20 ml d'huile d'olive, 1 c. à s. de vinaigre de cidre et le jus d'un demi-citron. Réservez le tout au réfrigérateur 2 heures.
2. 15 minutes avant la fin des 2 heures, attaquez-vous au reste de la recette : émincez une échalote, 1 oignon nouveau, coupez 200 g de concombre et 2 tomates en rondelles. Coupez finement 2 tomates séchées. Égouttez 100 g de pois chiches cuits et finissez en ciselant une poignée de menthe fraîche et une poignée de persil.
3. Ajoutez ensuite le tout à la semoule de chou-fleur, mélangez et dégustez ! Ajustez l'assaisonnement si besoin (jus de citron, sel, poivre, herbes aromatiques…).

## Une journée strong girl

Des recettes à base de superaliments qui vous donneront une énergie de lionne pour dévorer vos journées lorsque vous devez affronter un événement stressant !

Ces menus peuvent compléter le programme Pilates antistress p. 45 : « je renforce mon mental ».

### Petit déjeuner

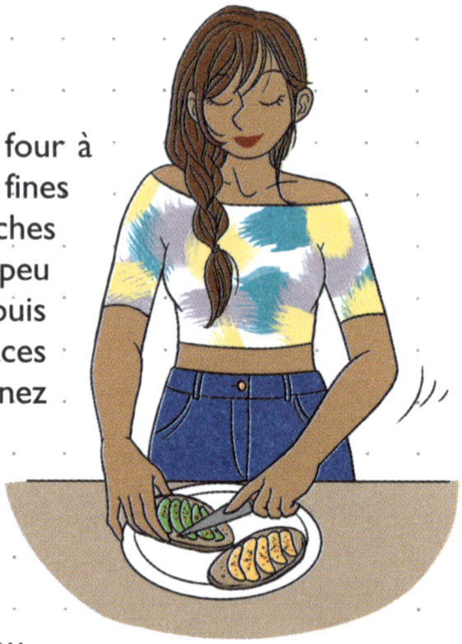

#### Avocado toast (2-3 portions)

1. La veille, cuisez une patate douce : faites préchauffer le four à 190 °C, lavez la patate douce puis coupez des tranches fines de 8 à 10 mm dans la longueur. Posez ensuite les tranches sur une plaque recouverte de papier cuisson et passez un peu d'huile d'olive sur la face visible à l'aide d'un pinceau, puis retournez et huilez l'autre face. Saupoudrez les deux faces de sel, poivre et cannelle. Enfournez 15 minutes, retournez pour encore 10 minutes de cuisson puis laissez refroidir.
2. Pendant ce temps, préparez la crème à l'avocat. Dans un blender, déposez un avocat coupé grossièrement, une gousse d'ail pilée, 2 c. à s. de crème végétale (soja, avoine…), le jus d'un demi-citron vert, une demi c. à c. d'épices mexicaines, salez et mixez. Réservez au réfrigérateur.
3. Le lendemain matin, coupez 1/2 mangue et un avocat en fines lamelles puis faites griller les toasts de patate douce au four 5 minutes avant de les tartiner de crème à l'avocat, d'y déposer quelques fines lamelles d'avocat d'un côté et de mangue de l'autre. Saupoudrez d'un peu d'épices mexicaines (ou de paprika pour plus de douceur) et dégustez !

### Déjeuner

#### Salade mexicaine protéinée (2-3 portions)

1. Portez à ébullition de l'eau dans une casserole puis versez-y 200 g de pâtes aux lentilles corail (ou aux pois chiches) et laissez cuire selon le temps recommandé. Pendant ce temps, préparez la sauce.
2. Dans un saladier, pressez une gousse d'ail et ajoutez un yaourt végétal (soja, coco), le jus d'un demi-citron vert, 1 c. à s. d'huile de noix, 1 c. à c. d'origan moulu, 1 c. à c. de sirop d'agave, 1 c. à c. de vinaigre de cidre, 1 c. à c. rase de mélange d'épices (cumin, paprika, coriandre), 1/4 de c. à c. de piment en poudre (Cayenne ou autre), salez, poivrez. Mélangez le tout et réservez.

3. Lavez 150 g de tomates cerise et un poivron. Émincez un oignon nouveau et ciselez finement une poignée de coriandre fraîche. Coupez le poivron en lamelles puis en dés et les tomates cerise en deux.
4. Enfin, rincez et égouttez 200 g de haricots rouges cuits et 100 g de maïs. Versez-les dans le saladier avec la sauce, les pâtes cuites et le reste des ingrédients puis mélangez bien. Enjoy !

## Goûter

### Smoothie protéiné (1 ou 2 portions)

Dans un blender, versez 250 ml de lait végétal (amande, cajou...), ajoutez-y 1 banane mûre coupée en rondelles, 1/2 c. à c. de spiruline en poudre, 1 c. à s. de purée d'amande, 1 c. à c. de sirop d'agave et 1 c. à c. de cacao maigre en poudre. Mixez jusqu'à l'obtention d'un smoothie lisse et dégustez !

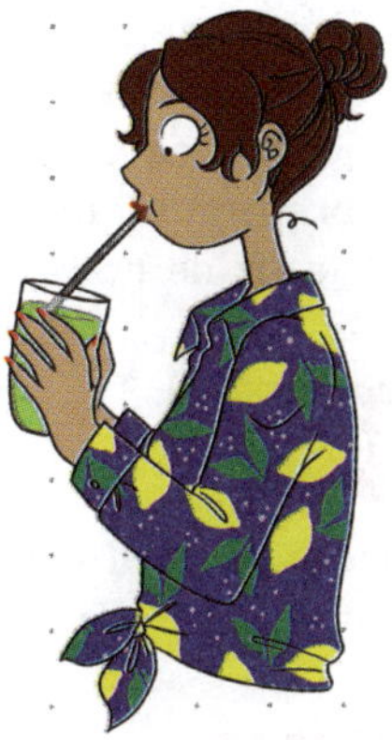

## Dîner

### Salade de carottes à l'orientale (3-4 personnes)

1. Lavez, épluchez et râpez 3 carottes (ou coupez-les en lamelles), déposez-les dans un saladier puis ajoutez 100 g de pois chiche cuits, 80 ml de jus d'orange frais, 20 ml de jus de citron et 20 g de raisins secs.
2. Ajoutez 2 c. à s. d'huile d'olive, 1 c. à c. de cumin moulu, 1 c. à s. d'eau de fleur d'oranger (facultatif), saupoudrez à votre goût de cannelle en poudre, salez, poivrez et laissez dans le réfrigérateur une heure afin de laisser les saveurs infuser, puis dégustez !

# Une journée sleep well

Des recettes faciles à digérer et riches en magnésium pour le bon équilibre du système nerveux, afin de vous détendre et de vous aider à glisser dans le sommeil sans ruminer votre stress.

Ces menus peuvent compléter le programme Pilates antistress p. 57 : « je dors mieux ».

## Petit déjeuner

### Smoothie antistress (2 portions)

Dans un blender, mixez une banane mûre coupée en rondelles, 2-3 dattes dénoyautées et coupées en morceaux, 200 ml de lait d'amande, 30 g de flocons d'avoine (sans gluten si possible), 1/2 c. à c. de cannelle en poudre (ou plus si vous adorez ça !). Versez dans un verre et dégustez !

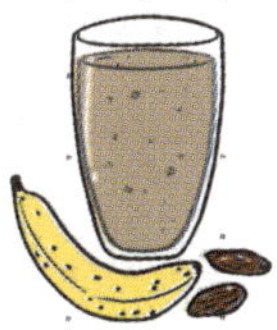

## Déjeuner

### Aubergines grillées

1. Mixez dans un blender (ou au mixeur plongeant) 1 gousse d'ail coupée en deux, un oignon rouge, une bonne poignée de feuilles de basilic frais, salez et poivrez. Puis ajoutez 100 g de tofu au pesto coupé en petits morceaux et mixez le tout de nouveau jusqu'à l'obtention d'une texture « hachée » finement. Réservez au frais.
2. Découpez 2 grosses aubergines en rondelles d'environ 1 cm d'épaisseur, puis badigeonnez-les d'huile d'olive à l'aide d'un pinceau sur les deux faces. Faites-les ensuite griller à la poêle jusqu'à ce qu'elles soient fondantes. Servez-les encore chaudes en les tartinant de la préparation mixée à l'aide d'une cuillère à café, quelques olives noires et quelques cerneaux de noix.

## Goûter

Une poignée d'amandes avec 1 carré de chocolat noir fruité à 80 % de cacao accompagné d'une tisane à la passiflore, relaxante (voir p. 68).

## Dîner

### Fèves à l'orientale (2 personnes)

1. Faites griller 200 g de tofu coupé en dés dans un peu d'huile d'olive et réservez.
2. Puis faites fondre un oignon émincé dans une poêle avec une gousse d'ail pressée et un filet d'huile d'olive.
3. Ajoutez 2 c. à s. de concentré de tomate, 500 g de fèves cuites (ou surgelées) et 200 ml de bouillon végétal, en continuant de faire revenir le tout à la poêle. Salez, poivrez et ajoutez un peu de piment de Cayenne en poudre (ou d'épices mexicaines), du cumin et mélangez.
4. Faites mijoter jusqu'à évaporation du bouillon. Lorsque les fèves sont bien fondantes, il ne reste plus qu'à ajouter les dés de tofu grillés et à déguster ce plat accompagné de légumes de saison ou de riz basmati !

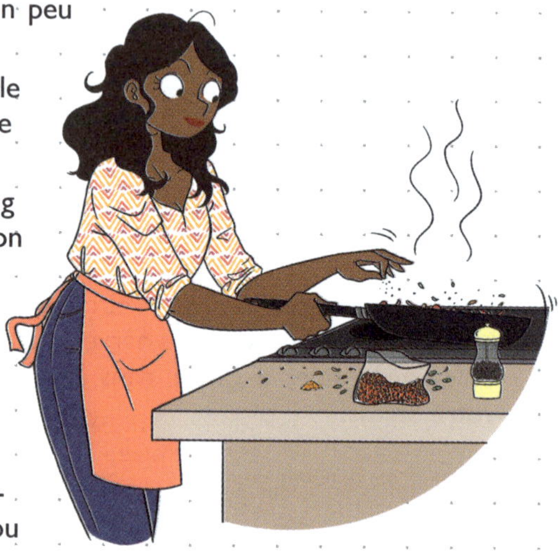

# Chapitre 5

# Mes tips feel good et antistress

En complément de vos programmes de Pilates personnalisés, voici quelques rituels naturo à intégrer à votre quotidien pour laisser le stress s'envoler ! Vous pouvez bien évidemment les pratiquer dès que vous en ressentez le besoin. Let's do it !

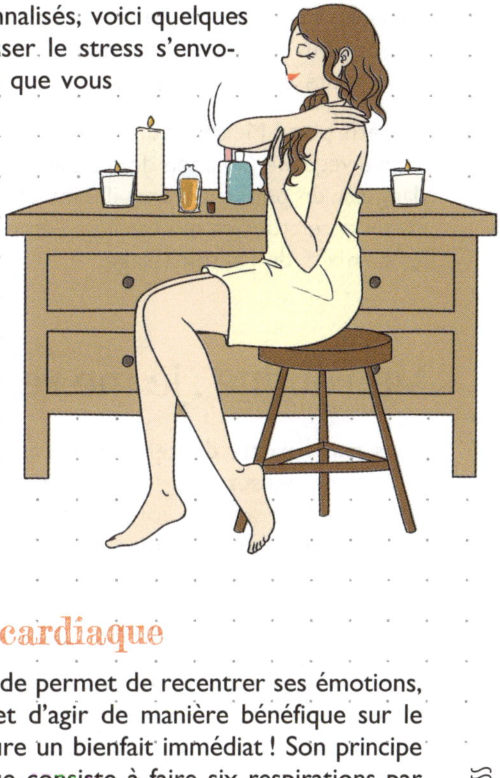

## Ma routine : je contrôle mes émotions

Lorsque vous sentez monter une angoisse ou un stress, au lieu de paniquer, pensez à faire l'un de ces deux exercices qui vous aidera à vous apaiser immédiatement et à prendre du recul pour mieux gérer vos émotions. Pratiquez ces exercices régulièrement et vous saurez gérer n'importe quelle émotion et n'importe quel stress comme une queen !

### Je pratique la cohérence cardiaque

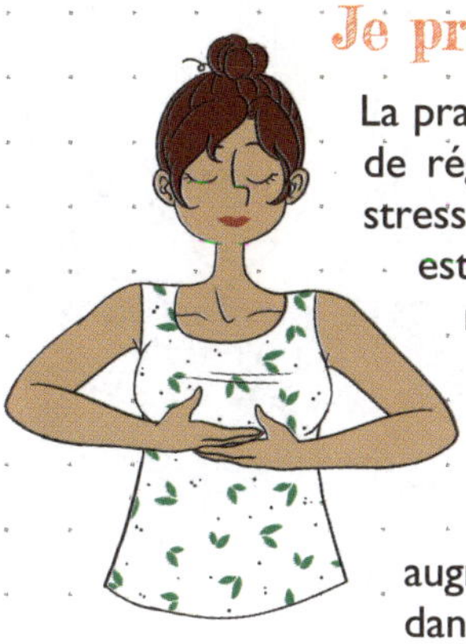

La pratique régulière de cette méthode permet de recentrer ses émotions, de réguler son système hormonal et d'agir de manière bénéfique sur le stress. Simple à pratiquer, elle procure un bienfait immédiat ! Son principe est simple, la cohérence cardiaque consiste à faire six respirations par minute durant cinq minutes, trois fois par jour. Cela revient à inspirer pendant cinq secondes et expirer pendant cinq secondes, six fois de suite. Au départ, cela peut paraître compliqué pour certaines personnes. On peut donc réduire les temps d'inspiration et d'expiration en commençant par trois secondes par exemple, puis en augmentant petit à petit jusqu'à arriver à cinq. Pratiquez cette respiration dans un endroit calme en position assise confortable.

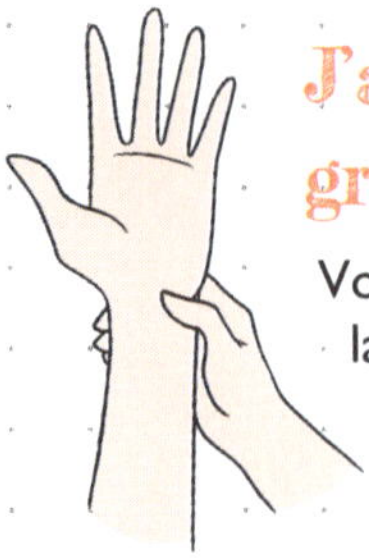

### J'apaise mes tensions émotionnelles grâce à l'acupression

Voici un automassage pour apaiser son stress, calmer son anxiété, retrouver de la sérénité et mieux gérer ses émotions. Issue de la médecine traditionnelle chinoise, l'acupression consiste à rééquilibrer l'organisme par le biais de la stimulation manuelle des points énergétiques sur l'ensemble du corps.

**Let's do it !** Placez l'un de vos pouces sur le poignet opposé, en dessous de l'auriculaire, au niveau du point de la porte du cœur (situé à l'extrémité du pli de flexion du poignet) et massez doucement avec un mouvement circulaire, en respirant profondément et sans suivre de sens particulier. Massez-vous simplement avec l'intention d'apaiser vos tensions. Faites la même chose sur l'autre main. Si le point est douloureux, massez-vous plus régulièrement ! Faites-le plusieurs fois dans la journée si vous en ressentez la nécessité ou tout simplement pour accroître votre bien-être !

**Le petit plus !** Mélangez une goutte d'huile essentielle d'ylang-ylang diluée dans 2 ou 3 gouttes d'huile végétale (amande douce par exemple) et massez-vous avec. L'huile essentielle d'ylang-ylang est un puissant tranquillisant et un fortifiant pour le système nerveux, elle permet de mieux gérer tout ce qui est lié à l'émotionnel, à l'anxiété et au stress. Ce mélange décuplera les bienfaits de l'automassage.

## Ma routine : je me recentre sur moi-même

Vous faites partie de celles qui n'arrivent pas à être un petit peu égoïste et vous ne pensez qu'à faire plaisir AUX autres ? Dorénavant, grâce à ces tips, vous allez adorer vous mettre dans une petite bulle et prendre soin de vous de temps en temps pour déstresser. #Selfish

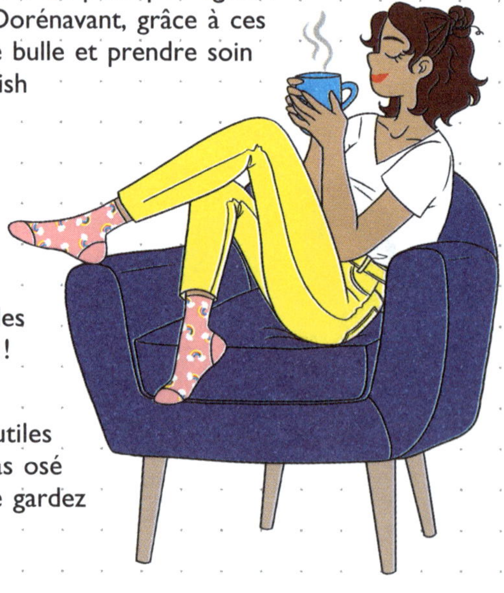

### Je deviens nombriliste !

À ne pas vous accorder de pause rien qu'à vous, vous laissez le quotidien prendre le dessus et vous vous épuisez. Prendre du temps pour soi, c'est aussi prendre soin de soi. Apprenez à vous réserver des temps off et surtout à profiter de l'instant présent !

**Leçon 1 : Faites de la place dans votre agenda !**
Éliminez tous les rendez-vous que vous jugez inutiles (réunions superflues, invitations que vous n'avez pas osé refuser, activités qui ne vous plaisent plus…) et ne gardez que ce qui vous plaît et vous apporte de la joie.

**Leçon 2 : Prenez rendez-vous avec vous-même !**

Une fois que vous aurez fait de la place dans votre agenda, vous pourrez y ajouter du temps rien que pour vous. Ces petits moments doivent devenir une habitude, assurez-vous de ne pas être dérangée et faites tout ce dont vous avez envie !

**Leçon 3 : Choisissez des activités qui vous plaisent à 200 % !**

Que faire pendant ce temps libre ? Il n'y a pas de mot d'ordre : c'est vous qui décidez ! Faites du sport, de la poterie, lisez un livre, tricotez, jardinez, méditez, respirez ou… ne faites rien ! Et pourquoi ne pas en profiter pour faire une digital détox et mettre votre portable en silencieux, voire en mode avion (si vous le pouvez) afin de vraiment vous libérer l'esprit et de ne penser qu'à vous ?

## Je médite en mode centrage

Cette méditation permet de se recentrer, de se libérer de toutes sortes d'angoisses et de l'anxiété. Elle permet de rentrer en introspection et d'analyser sa propre psychologie. Elle permet de mieux se connaitre, donc mieux connaitre ses besoins. Savoir ce que l'on veut et surtout ce que l'on ne veut plus. Vous pouvez méditer 5, 10, 20 minutes, selon vos besoins et vos disponibilités.

**Let's do it !** Installez-vous confortablement en position assise ou allongée, ce qui vous semble le plus juste à cet instant. Une fois installée, fermez les yeux et respirez profondément. Sentez qu'à chaque inspiration vous revenez vers l'intérieur, dans votre corps. Qu'à chaque expiration vous relâchez toutes les tensions, tout ce que vous avez pu accumuler avant cette séance. Chaque inspiration vous ramène dans l'instant présent, chaque expiration vous libère du passé et vous ouvre au futur. Continuez de respirer profondément. Puis faites 3 respirations en inspirant par le nez et en expirant par la bouche. Laissez encore plus de chance à votre mental de se calmer et à votre corps de se relâcher pour qu'ils ne fassent plus qu'un. Laissez filer toutes les pensées les unes après les autres jusqu'à faire le vide dans votre esprit. Focalisez-vous sur les battements de votre cœur, votre respiration et observez tous les sons de votre corps.

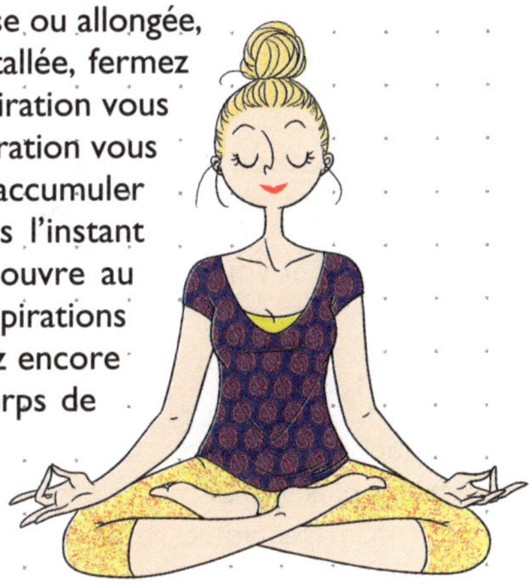

# Ma routine : je renforce mon mental

Face au stress, vous perdez vos moyens. C'est en renforçant votre mental et votre confiance en vous grâce à ces tips que vous allez pouvoir vous surpasser et ne plus jamais vous laisser submerger par le stress !

## Je booste mon mental grâce à la « Plank Challenge »

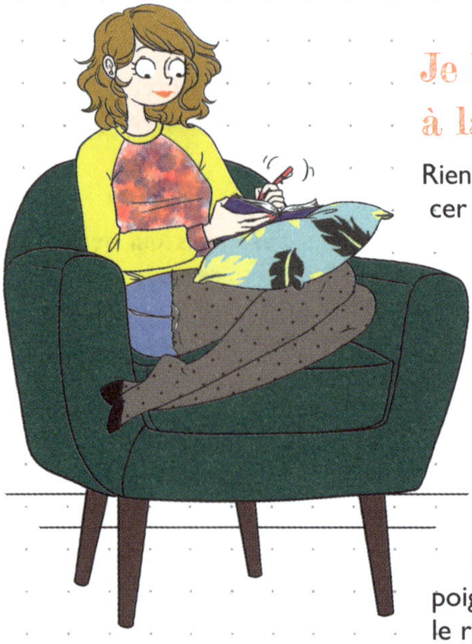

Rien de tel que de se challenger physiquement pour renforcer son mental et booster sa confiance en soi. L'exercice roi pour cela : le gainage. Mettez en place une routine quotidienne (le matin, le midi ou le soir) et repoussez à chaque fois vos limites, soit en termes de durée (essayez chaque jour de tenir un peu plus longtemps), soit en termes d'intensité (testez des postures plus difficiles, par exemple planche jambes tendues puis une jambe décollée pour tenir sur trois appuis… soyez créative !).

**Let's do it !** En position de gainage sur les mains, jambes tendues et serrées. Les épaules, coudes et poignets sont alignés, le bassin dans l'alignement du dos, le regard entre vos mains. Le centre est engagé (nombril aspiré). Maintenez cette position statique en vous focalisant sur l'engagement du centre. À chaque expiration, cherchez à aspirer un peu plus le nombril vers la colonne afin de creuser davantage le ventre en cherchant une sensation de contraction musculaire plus intense et profonde.

**La petite astuce en + :** une fois en place, chrono activé, connectez-vous à vos sensations, à votre corps, et sentez sa puissance ! Vous êtes puissante !

**Option – :** Si vous avez mal aux poignets, n'hésitez pas à vous mettre sur les avant-bras !

## Je respire pour booster mon mental

Lorsque vous êtes stressée, votre rythme cardiaque a tendance à s'accélérer, vous respirez plus vite et moins profondément. Avec cet exercice, vous apprendrez comment maîtriser votre respiration pour bien gérer votre oxygène, retrouver votre calme, mieux gérer votre stress. Vous allez aussi travailler votre posture, car il est prouvé qu'une posture assurée redonne de la confiance en soi au quotidien !

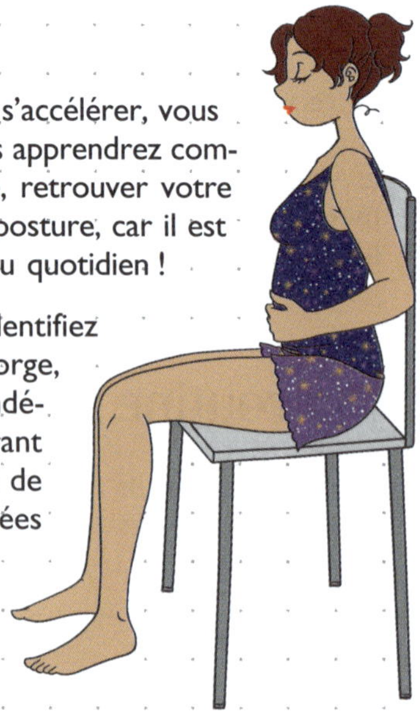

**Let's do it !** En position assise ou debout, les yeux fermés, identifiez l'endroit de votre corps où votre stress se manifeste (ventre, gorge, poitrine…) et concentrez-vous sur cette zone. Inspirez profondément en gonflant le ventre, puis expirez profondément en aspirant le nombril vers la colonne. Répétez ce cycle respiratoire autant de fois que vous en avez besoin jusqu'à ressentir les tensions localisées s'apaiser. Durant toute la durée de l'exercice, ayez conscience de votre posture : votre dos est droit, vos épaules sont basses et la poitrine est bien ouverte (omoplates connectées). Vous avez confiance en vous, vous êtes forte !

# Ma routine « Recovery » pour me recharger en énergie vitale

Une baisse d'énergie nous rend plus vulnérable au stress. Afin de retrouver votre énergie vitale et mieux équiper votre organisme contre le stress, mettez en place les petites routines qui vont suivre !

## Je me brosse

Le brossage à sec est une technique de beauté et de santé ancestrale, mieux connue en Asie qu'en Occident. Cela consiste à se brosser la peau nue et sèche, sans eau ni aucun produit cosmétique, mais avec une brosse spéciale. On appelle aussi cette technique le brossage lymphatique, car il permet de relancer la circulation sanguine et lymphatique.
La lymphe est un liquide proche du plasma sanguin qui entoure les cellules du corps (sauf celles du cerveau et de la colonne vertébrale). Son rôle est de nettoyer l'organisme en éliminant les toxines. Mais cette circulation est beaucoup plus lente que le sang, d'où l'importance de la stimuler. Plus la circulation sera dynamique, et plus son action drainante et énergisante sera efficace ! Moins de toxines, moins de fatigue et moins de stress !
Les mouvements doivent toujours s'effectuer en remontant vers le haut, c'est-à-dire en direction des ganglions lymphatiques (les aisselles, l'aine, le creux poplité des genoux, c'est-à-dire l'arrière des genoux, le cou...) qui se chargent du traitement des toxines pour ensuite les faire évacuer par l'organisme. Vous pouvez trouver ce genre de brosse dans tous les magasins biologiques, choisissez-la à poils souples et en fibres naturelles.

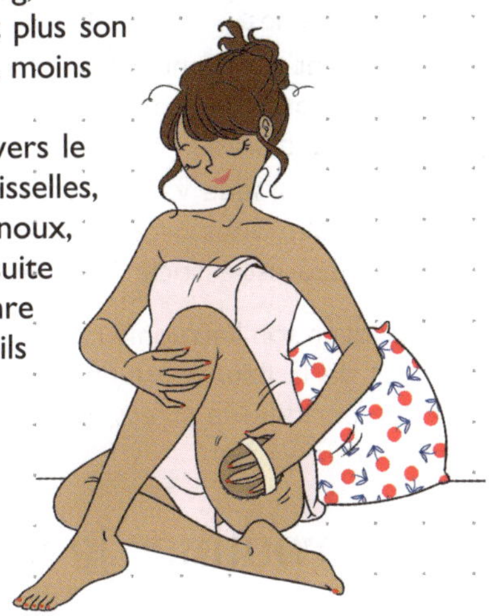

**Let's do it !** Effectuez des mouvements circulaires en partant de l'extrémité des membres et en remontant à chaque fois vers le haut. Agissez avec fermeté et souplesse en même temps. Commencez par le dessous et dessus des pieds, puis remontez le long des jambes en effectuant des petits cercles jusqu'en haut des cuisses. Ensuite frictionnez-vous les mains et les bras jusqu'aux aisselles avant de vous concentrer sur le dos (une brosse avec un long manche peut être utile !). Brossez les fesses toujours avec des mouvements circulaires. Passez au ventre, effleurez avec délicatesse la poitrine et terminez avec la nuque. Rincez-vous à l'eau claire et vous voilà avec une peau douce en prime !
Brossez-vous à sec une à deux fois par semaine, juste avant la douche.
Attention ! Évitez ce type de brossage si vous avez une peau à problèmes (eczéma, psoriasis ou cicatrice récente) et, si vous êtes enceinte, évitez le ventre.

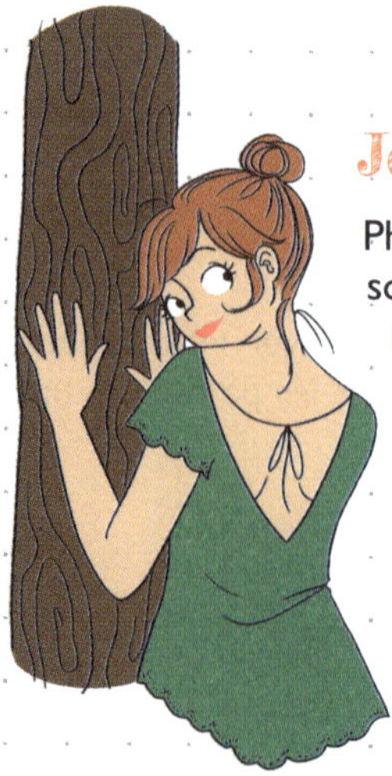

### Je me reconnecte à la nature

Phases de la lune, alternance du jour et de la nuit, changement de saisons… La nature et ses cycles influent en permanence sur notre énergie, notre corps et notre vie. Pour retirer un maximum de vitalité de ces processus naturels, la médecine traditionnelle chinoise conseille de se reconnecter avec les éléments de la nature.

- L'élément bois fournit la force de changer et d'aller de l'avant. Lorsque vous marchez dans une forêt ou un parc, approchez-vous d'un arbre et touchez-le pour vous libérer du stress et des tensions nerveuses.
- L'élément terre est particulièrement important dans la médecine traditionnelle chinoise, notamment à chaque fin de saison pour régénérer l'énergie du corps et bien démarrer la suivante. Marchez pieds nus sur l'herbe, pour être directement en contact avec la terre, en ressentant chacun de vos pas et le contact du sol sous vos pieds. L'élément terre est associé à la réflexion, l'empathie, elle nous donne la capacité de prendre soin des autres et de nous-mêmes.
- Quant à l'élément eau, il ré-énergise ou revitalise. Vous pouvez méditer à ses côtés, au bord d'une rivière, en bord de mer, ou près d'une source, d'une cascade.
- Enfin lorsque vous vous sentez triste, puisez l'énergie dans l'élément feu : installez-vous près d'un feu de cheminée ou allumez quelques bougies. Le feu est associé à la joie et au cœur.

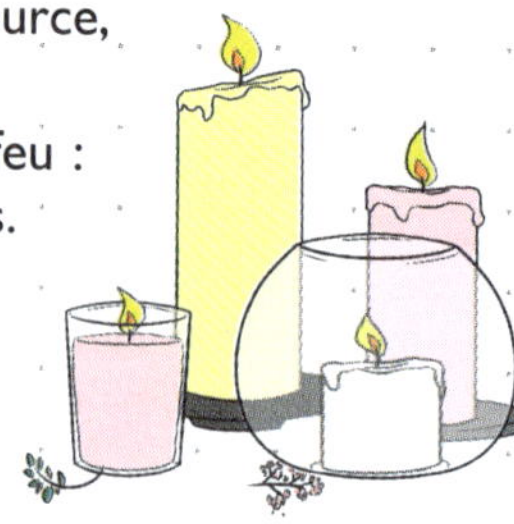

Cultiver son harmonie intérieure et extérieure grâce à toutes ces énergies de la nature est une expérience ressourçante et vivifiante après une période de stress, ou pour cultiver la sérénité au quotidien !

## Ma routine : je dors mieux

Rien de tel qu'un manque de sommeil pour augmenter sa perméabilité au stress. Voici des tips qui vous aideront à moins cogiter sur l'oreiller et à vous endormir sereinement. À pratiquer dès que vous en ressentez le besoin !

### Je couche mes pensées sur le papier

Voici l'astuce qui va sauver vos nuits et vous permettre de relâcher stress et tensions soudaines une fois au lit : un petit carnet que vous placerez à votre chevet. Dès qu'une pensée vous traverse l'esprit, notez-la ! Non seulement vous n'oublierez rien pour le lendemain ou les jours à venir, mais vous allez enfin pouvoir vous libérer afin d'avoir l'esprit tranquille et dormir sereinement !

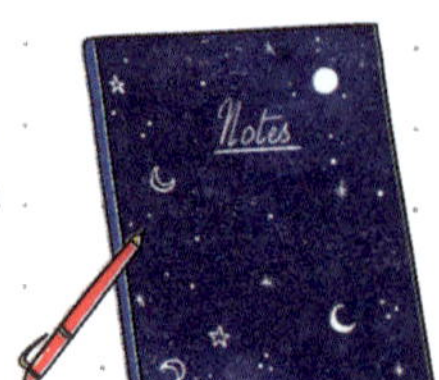

## Je fais de beaux rêves grâce à la phytothérapie

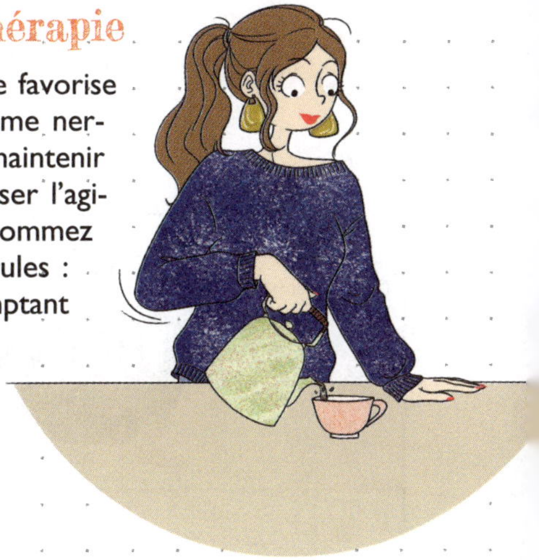

Les plantes peuvent vous aider à mieux dormir. La passiflore favorise un sommeil réparateur en agissant directement sur le système nerveux, ce qui permet d'être plus relaxée et ainsi d'aider à maintenir un sommeil de qualité. La valériane est reconnue pour apaiser l'agitation nerveuse, l'anxiété et les troubles du sommeil. Consommez ces deux plantes ensemble sous forme de tisane (ou en gélules : 1 à 2 de chaque), 30 à 60 minutes avant le coucher, en comptant 2 grammes de chaque plante pour 250 ml d'eau. Laissez infuser 3 à 4 minutes et dégustez ! #Goodnight

# RÉCAP DE MES ROUTINES PILATES

## Ma routine Pilates antistress : je contrôle mes émotions (p. 34)

### 1. Deep Squat
Maintenez la position 30 secondes à 1 minute en respirant profondément.

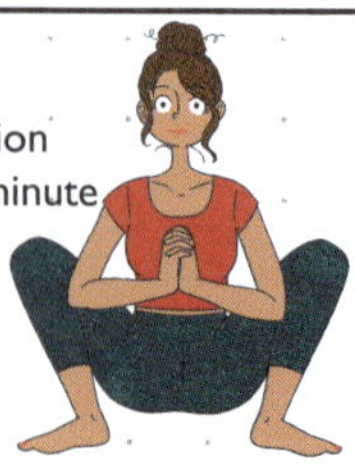

### 2. Spine twist
4 répétitions de chaque côté.

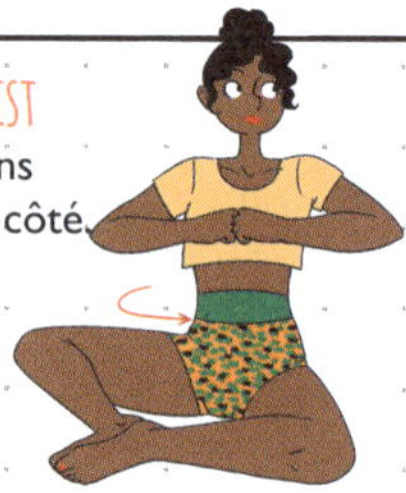

### 3. Bridge
5 répétitions.

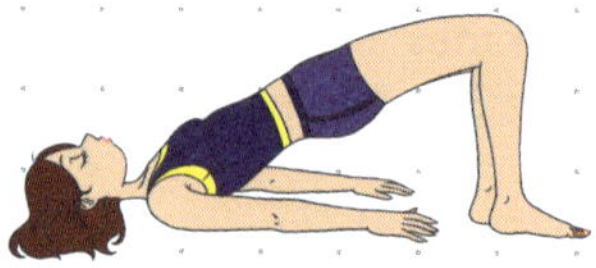

### 4. Swan
6 répétitions.

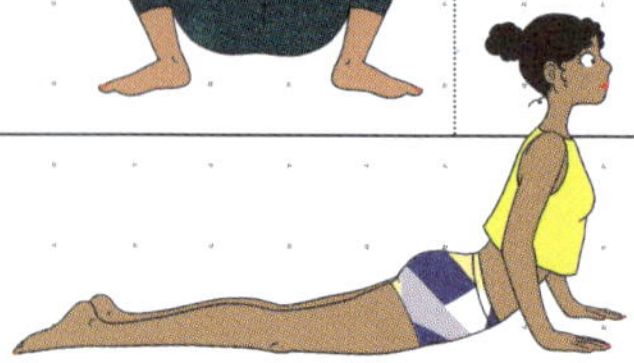

### 5. Posture de l'enfant
Maintenez la position pendant 6 à 10 cycles respiratoires.

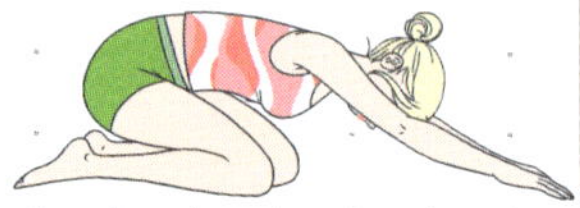

## Ma routine Pilates antistress : je me recentre sur moi-même (p. 39)

### 1. La torsion debout
8 répétitions alternées (4 de chaque côté).

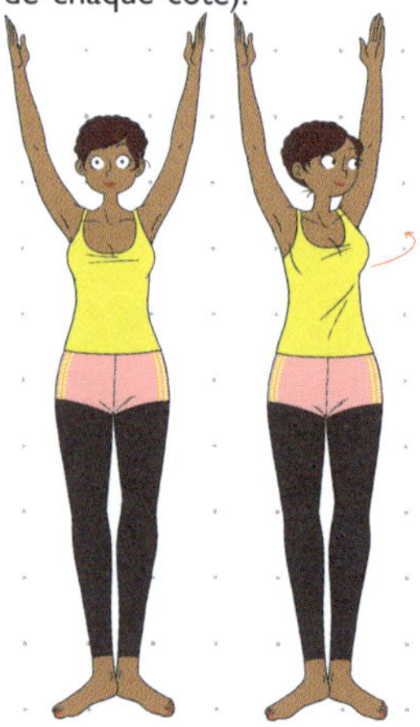

### 2. Spine stretch
6 répétitions.

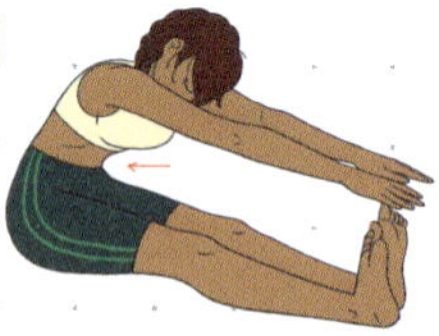

### 3. Travail en chaîne croisée
Faites 10 répétitions d'un côté puis alternez la position des bras et des jambes pour 10 répétitions de l'autre côté.

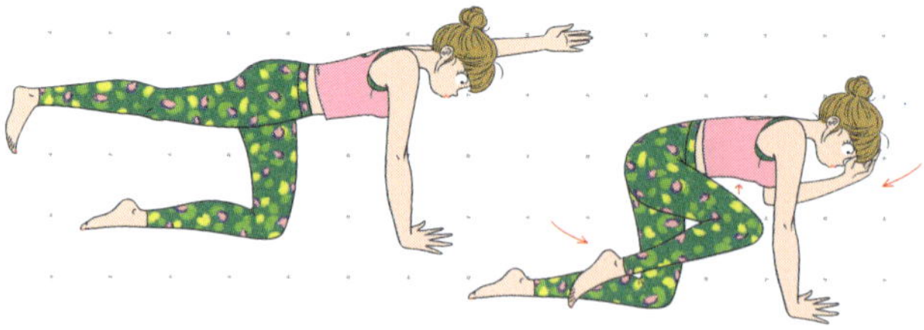

### 4. Planche frontale
5 à 10 cycles respiratoires.

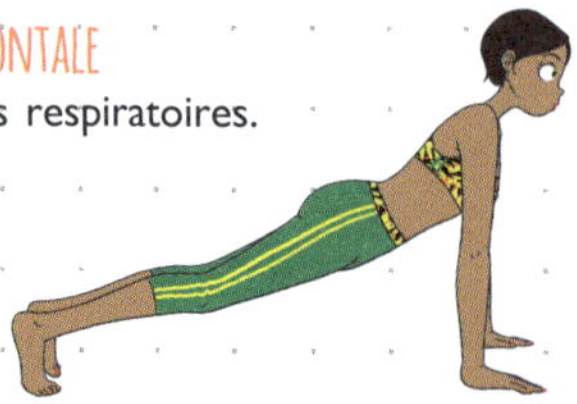

### 5. Posture du cadavre
Restez autant de temps que vous le souhaitez en inspirant et en expirant profondément.
Lâchez un peu plus prise à chaque expiration.
Focalisez-vous sur la sensation de bien-être.

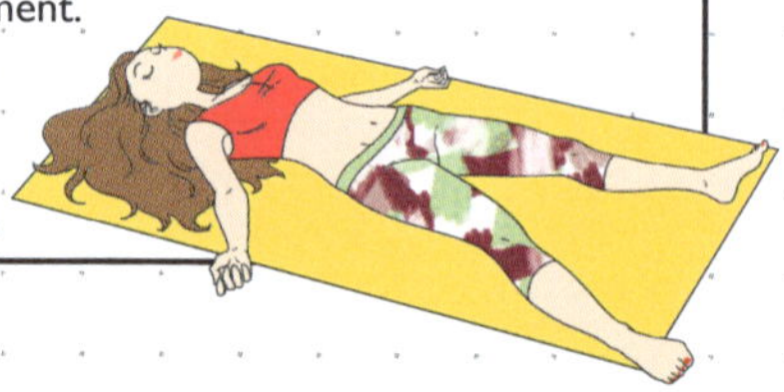

## Ma routine Pilates antistress : je renforce mon mental ! (p. 45)

### 1. Centaine

100 battements.

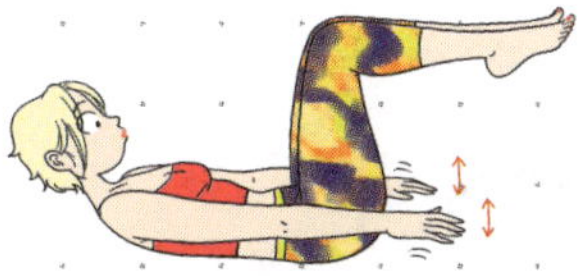

### 2. Open leg rocker

10 répétitions, en alternant les jambes.

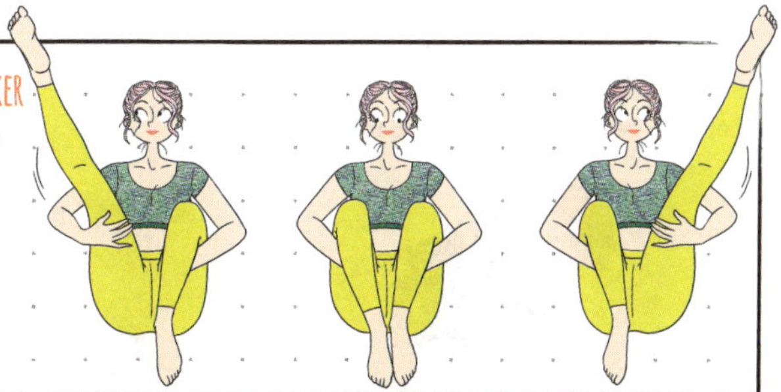

### 3. Leg pull back

Tenez la posture durant 5 ou 6 cycles respiratoires.

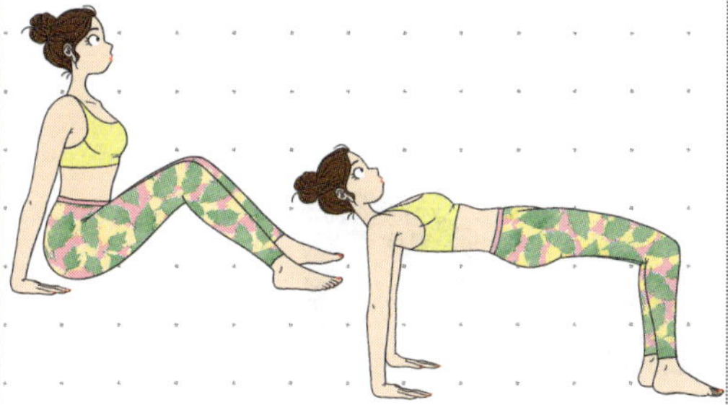

### 4. Shoulder bridge avec appui unipodal

10 répétitions, en alternant les jambes.

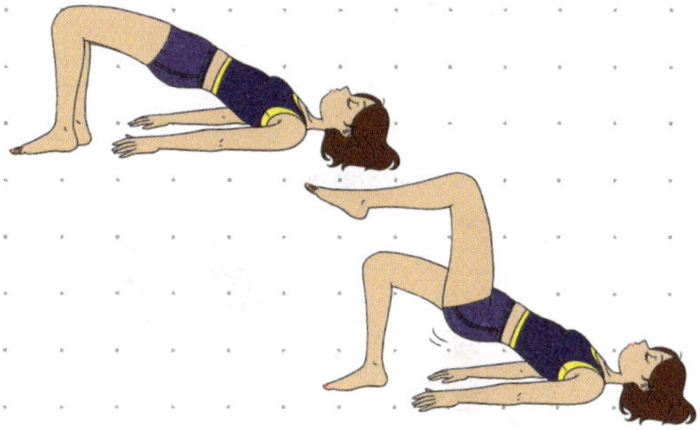

### 5. Mermaid

5 répétitions de chaque côté.

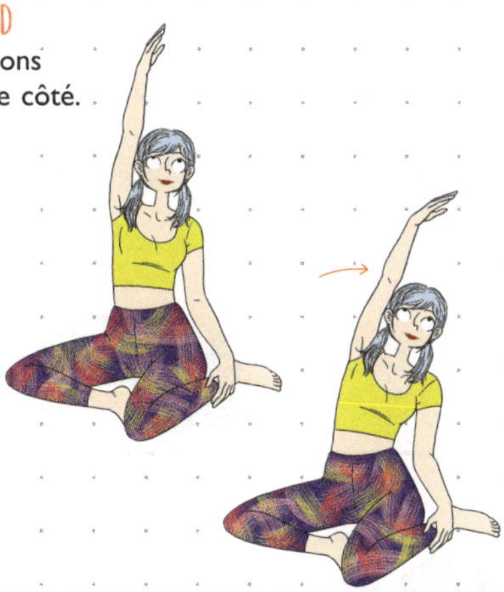

### 6. Bonus : respiration dynamique pour renforcer le mental et la confiance en soi

Sur 3 cycles respiratoires (= 3 répétitions).

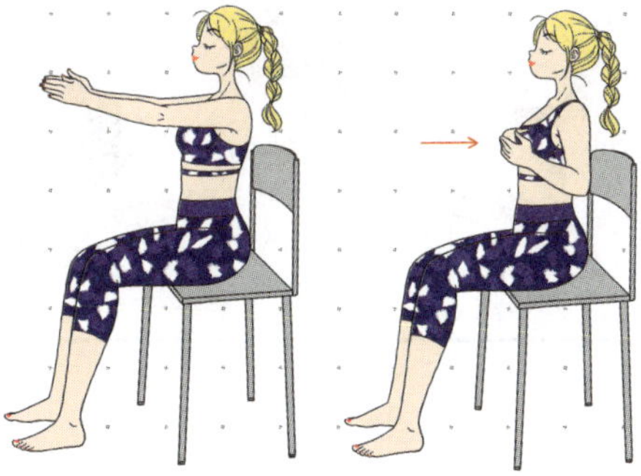

## Ma routine Pilates antistress : je me recharge en énergie vitale ! (p. 51)

### 1. Double leg stretch
Répétez ce mouvement 5 à 8 fois.

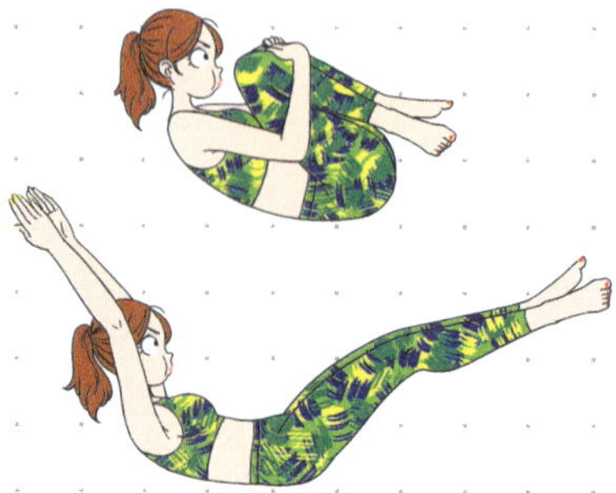

### 2. Side bend + rotation (à droite et à gauche)
5 à 10 répétitions, puis faites la même chose de l'autre côté.

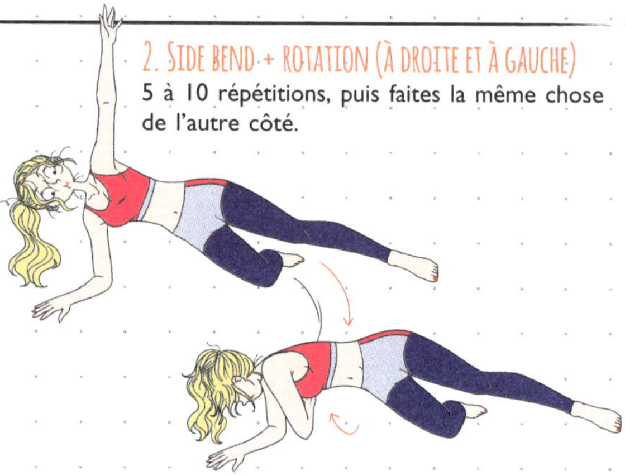

### 3. Bridge stato-dynamique
Faites 6 à 10 allers-retours avec vos bras.

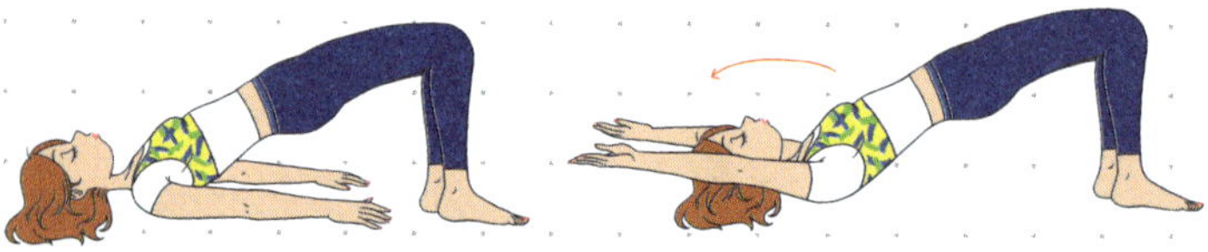

### 4. Saw
Répétez ce mouvement 5 fois de chaque côté en alternant.

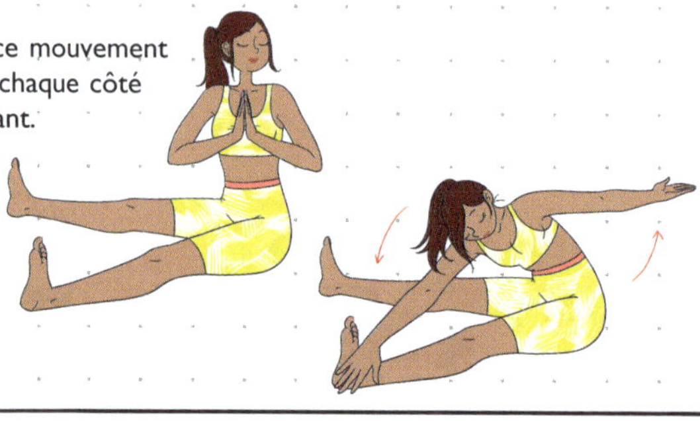

### 5. Cork-screw
Exécutez 10 répétitions alternées.

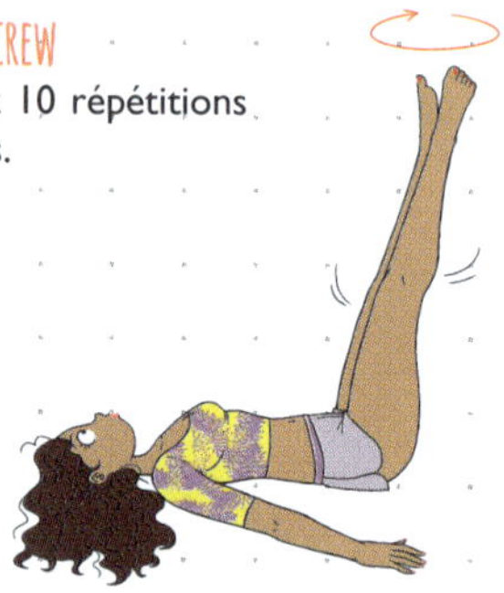

Bonus : en cas de stress, utilisez la respiration alternée !

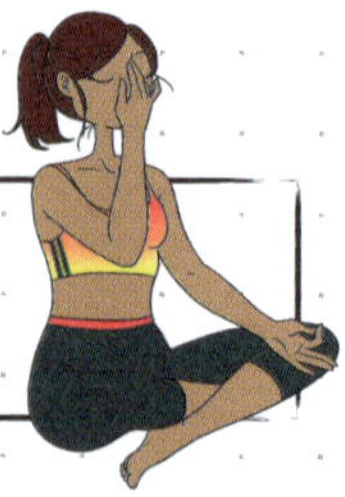

## Ma routine Pilates antistress : je dors mieux (p. 57)

### 1. Roll Up

Répétez ce mouvement 8 fois.

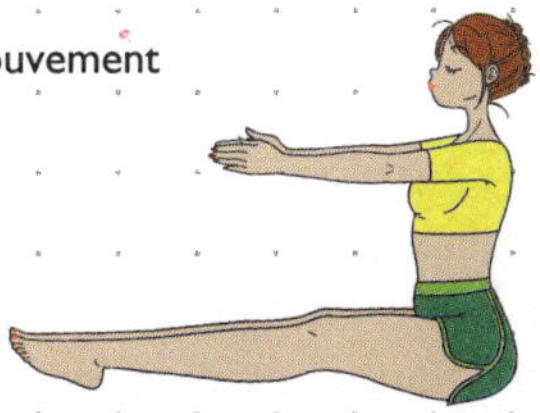
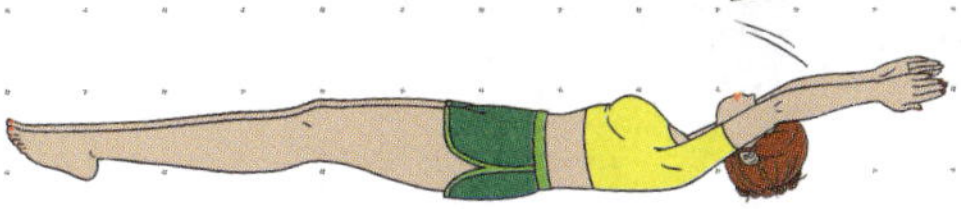

### 2. Rowling back

Répétez ce mouvement 8 fois.

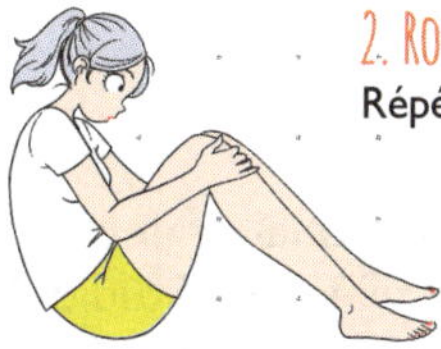
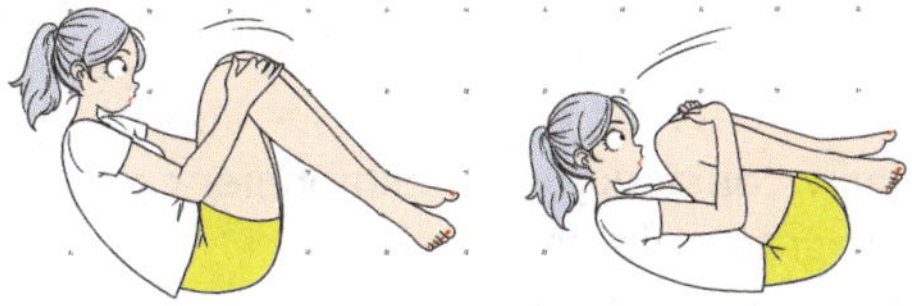

### 3. Spine Twist

Répétez ce mouvement 4 fois de chaque côté en alternant.

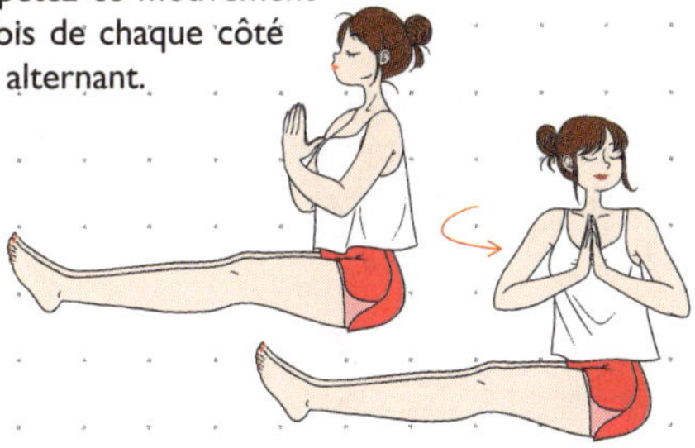

### 4. Pince

Répétez ce mouvement 6 à 8 fois.

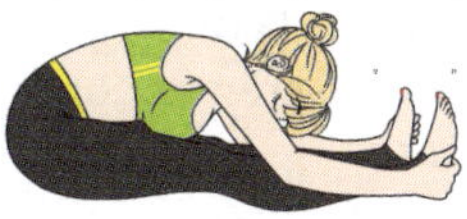

### 5. Happy Baby

Profitez de cette position autant de temps que vous le souhaitez.

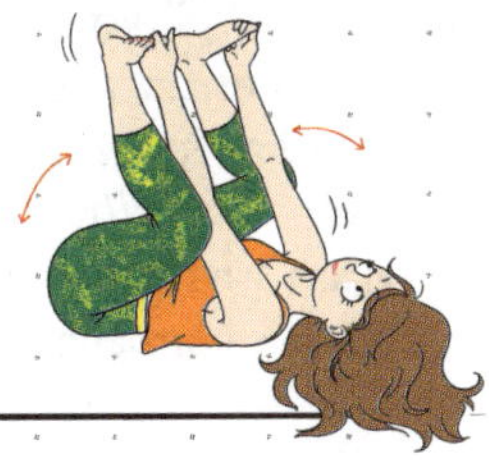

### Bonus : en cas d'insomnie ou de troubles du sommeil, essayez la respiration 4-7-8 !

3 à 4 fois de suite.

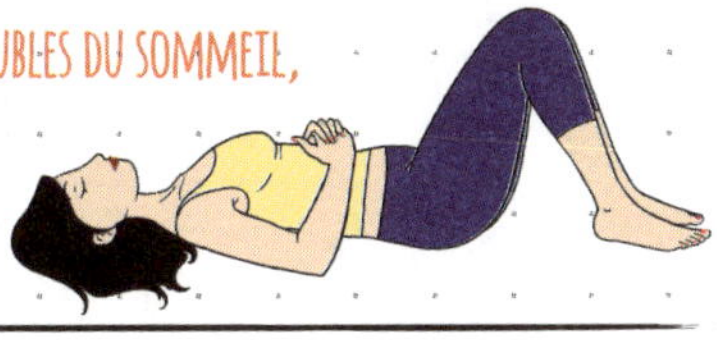

# CARNET D'ADRESSES

## L'auteure

Floriane Limonnier est personal trainer diplômée d'État (Deust métier de la forme) et professeure de Pilates certifiée Set Studio à Marseille. N'hésitez pas à vous abonner à son compte Instagram, si vous souhaitez un jour tester un cours en ligne ou une master class sur Paris ou sur Marseille ! Si vous avez la moindre question, contactez-la via son adresse mail ci-dessous ou en MP sur son compte Instagram.
Mail : contact@florianelimonnier.com
Instagram : flo_fitncoach
Site web : https://florianelimonnier.com

## En sophrologie

Nathalie Prevost-Grando, coach en psychologie positive, énergéticienne et sophrologue certifiée RNCP. Si vous souhaitez prendre rendez-vous avec elle, contactez-la via son adresse mail. Et n'hésitez pas à aller faire un tour sur son site et ses comptes Facebook et Instagram !
Mail : nathalieprevostgrando@gmail.com
Site web : https://nathalie-prevost-grando.com
Instagram : nathalie.grando.coach
Facebook : Nathalie Prevost-Grando

## En nutrition

Florian Fatnassi, diététicien diplômé, coach sportif diplômé d'État et professeur de yoga certifié à Paris.
Mail : florianfatnassi@gmail.com

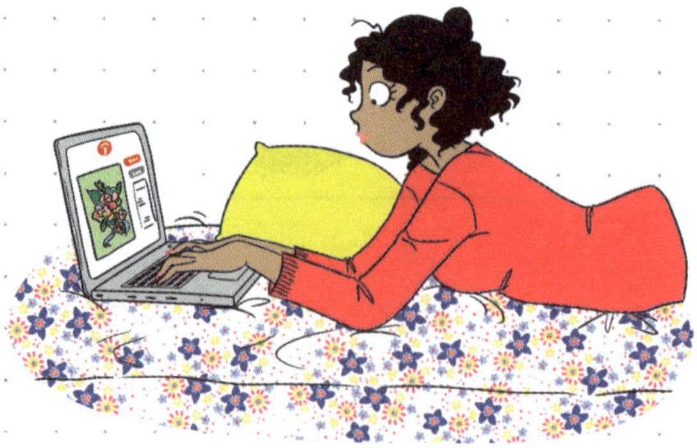

## Pour pratiquer le Pilates

### À Paris

Episod Sports Studios (Nation, République, Bourse et Place de Clichy) : https://www.episod.com

### À Marseille

Chez A little Family : https://alittle-family.fr
Au 43 rue Neuve Sainte-Catherine, 13007 Marseille.
Au Bezen, 23 quais de la Joliette, 13002 Marseille.

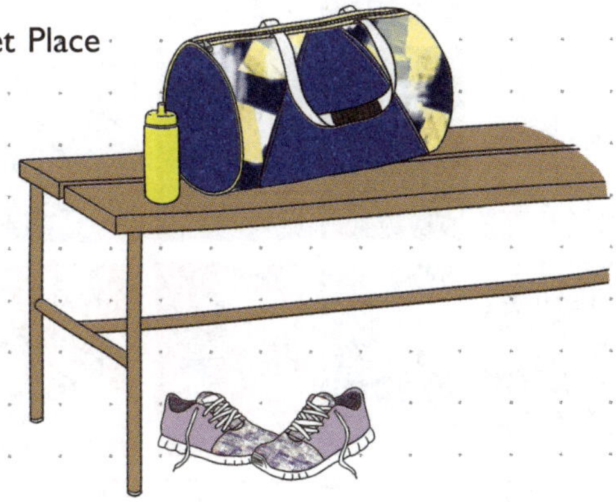


### Remerciements

Je souhaite de nouveau remercier les éditions Solar, la directrice éditoriale Marion Guillemet-Bigeard, mon éditrice Gwladys Greusard pour leur confiance en chacun de mes projets. C'est toujours un régal de travailler avec vous. Merci à Djoina Amrani, l'illustratrice, d'illuminer ce livre, c'est sublime ! Je remercie également tous mes proches (famille, amis) de me soutenir sur chaque projet, ça me donne énormément de force. Et merci à vous lectrices, j'espère que ce livre vous a beaucoup apporté et que vous avez atteint le nirvana du bien-être ;) !

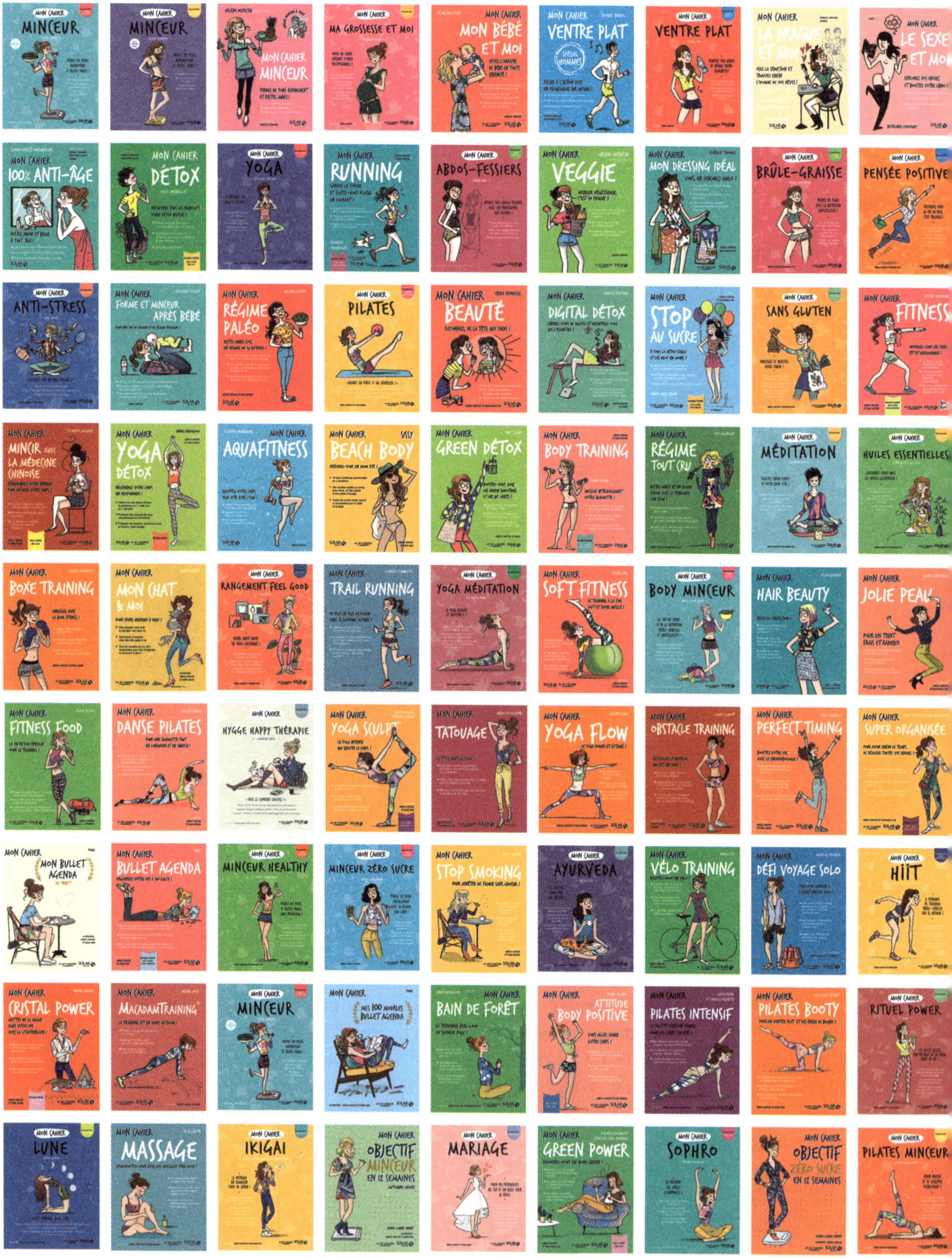
MON CAHIER MINCEUR
MON CAHIER MINCEUR
MON CAHIER MINCEUR
MON CAHIER MA GROSSESSE ET MOI
MON CAHIER MON BÉBÉ ET MOI
MON CAHIER VENTRE PLAT
MON CAHIER VENTRE PLAT
MON CAHIER LA DRAGUE ET MOI
MON CAHIER LE SEXE ET MOI
MON CAHIER 100% ANTI-ÂGE
MON CAHIER DÉTOX
MON CAHIER YOGA
MON CAHIER RUNNING
MON CAHIER ABDOS-FESSIERS
MON CAHIER VEGGIE
MON CAHIER MON DRESSING IDÉAL
MON CAHIER BRÛLE-GRAISSE
MON CAHIER PENSÉE POSITIVE
MON CAHIER ANTI-STRESS
MON CAHIER FORME ET MINCEUR APRÈS BÉBÉ
MON CAHIER RÉGIME PALÉO
MON CAHIER PILATES
MON CAHIER BEAUTÉ
MON CAHIER DIGITAL DÉTOX
MON CAHIER STOP AU SUCRE
MON CAHIER SANS GLUTEN
MON CAHIER FITNESS
MON CAHIER MINCIR AVEC LA MÉDECINE CHINOISE
MON CAHIER YOGA DÉTOX
MON CAHIER AQUAFITNESS
MON CAHIER BEACH BODY
MON CAHIER GREEN DÉTOX
MON CAHIER BODY TRAINING
MON CAHIER RÉGIME TOUT CRU
MON CAHIER MÉDITATION
MON CAHIER HUILES ESSENTIELLES
MON CAHIER BOXE TRAINING
MON CAHIER MON CHAT & MOI
MON CAHIER RANGEMENT FEEL GOOD
MON CAHIER TRAIL RUNNING
MON CAHIER YOGA MÉDITATION
MON CAHIER SOFT FITNESS
MON CAHIER BODY MINCEUR
MON CAHIER HAIR BEAUTY
MON CAHIER JOLIE PEAU
MON CAHIER FITNESS FOOD
MON CAHIER DANSE PILATES
MON CAHIER HYGGE HAPPY THÉRAPIE
MON CAHIER YOGA SCULPT
MON CAHIER TATOUAGE
MON CAHIER YOGA FLOW
MON CAHIER OBSTACLE TRAINING
MON CAHIER PERFECT TIMING
MON CAHIER SUPER ORGANISÉE
MON CAHIER MON BULLET AGENDA
MON CAHIER BULLET AGENDA
MON CAHIER MINCEUR HEALTHY
MON CAHIER MINCEUR ZÉRO SUCRE
MON CAHIER STOP SMOKING
MON CAHIER AYURVEDA
MON CAHIER VÉLO TRAINING
MON CAHIER DÉFI VOYAGE SOLO
MON CAHIER HIIT
MON CAHIER CRISTAL POWER
MON CAHIER MACADAMTRAINING
MON CAHIER MINCEUR
MON CAHIER MES 100 MODÈLES BULLET AGENDA
MON CAHIER BAIN DE FORÊT
MON CAHIER ATTITUDE BODY POSITIVE
MON CAHIER PILATES INTENSIF
MON CAHIER PILATES BOOTY
MON CAHIER RITUEL POWER
MON CAHIER LUNE
MON CAHIER MASSAGE
MON CAHIER IKIGAI
MON CAHIER OBJECTIF MINCEUR EN 12 SEMAINES
MON CAHIER MARIAGE
MON CAHIER GREEN POWER
MON CAHIER SOPHRO
MON CAHIER OBJECTIF ZÉRO SUCRE EN 12 SEMAINES
MON CAHIER PILATES MINCEUR

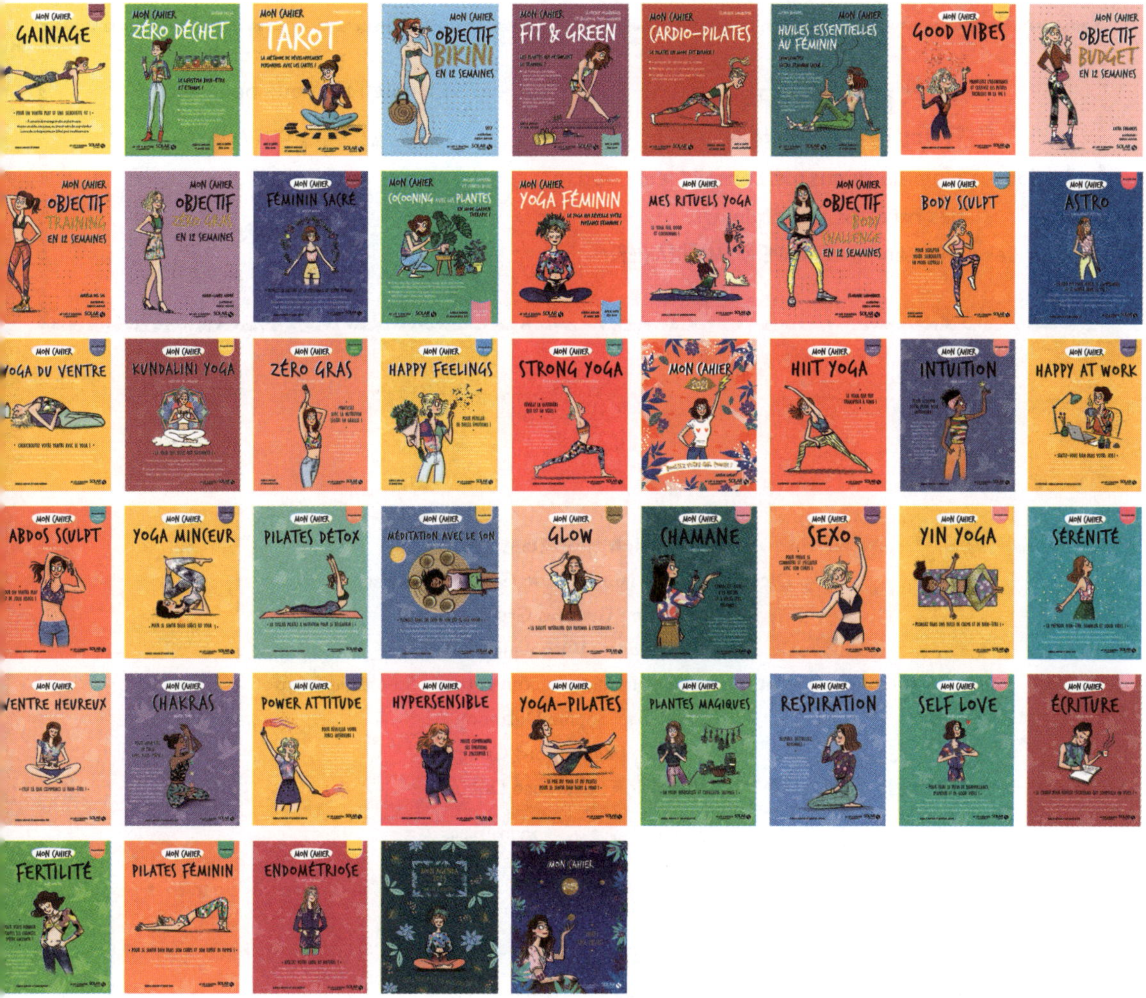
MON CAHIER GAINAGE
MON CAHIER ZÉRO DÉCHET
MON CAHIER TAROT
MON CAHIER OBJECTIF BIKINI EN 12 SEMAINES
MON CAHIER FIT & GREEN
MON CAHIER CARDIO-PILATES
MON CAHIER HUILES ESSENTIELLES AU FÉMININ
MON CAHIER GOOD VIBES
MON CAHIER OBJECTIF BUDGET EN 12 SEMAINES
MON CAHIER OBJECTIF TRAINING EN 12 SEMAINES
MON CAHIER OBJECTIF ZÉRO GRAS EN 12 SEMAINES
MON CAHIER FÉMININ SACRÉ
MON CAHIER COCOONING AVEC LES PLANTES
MON CAHIER YOGA FÉMININ
MON CAHIER MES RITUELS YOGA
MON CAHIER OBJECTIF BODY CHALLENGE EN 12 SEMAINES
MON CAHIER BODY SCULPT
MON CAHIER ASTRO
MON CAHIER OGA DU VENTRE
MON CAHIER KUNDALINI YOGA
MON CAHIER ZÉRO GRAS
MON CAHIER HAPPY FEELINGS
MON CAHIER STRONG YOGA
MON CAHIER 2021
MON CAHIER HIIT YOGA
MON CAHIER INTUITION
MON CAHIER HAPPY AT WORK
MON CAHIER ABDOS SCULPT
MON CAHIER YOGA MINCEUR
MON CAHIER PILATES DÉTOX
MON CAHIER MÉDITATION AVEC LE SON
MON CAHIER GLOW
MON CAHIER CHAMANE
MON CAHIER SEXO
MON CAHIER YIN YOGA
MON CAHIER SÉRÉNITÉ
MON CAHIER ENTRE HEUREUX
MON CAHIER CHAKRAS
MON CAHIER POWER ATTITUDE
MON CAHIER HYPERSENSIBLE
MON CAHIER YOGA-PILATES
MON CAHIER PLANTES MAGIQUES
MON CAHIER RESPIRATION
MON CAHIER SELF LOVE
MON CAHIER ÉCRITURE
MON CAHIER FERTILITÉ
MON CAHIER PILATES FÉMININ
MON CAHIER ENDOMÉTRIOSE
MON CAHIER

**Direction** : Jean-Louis Hocq
**Direction éditoriale** : Marion Guillemet-Bigeard
**Édition** : Gwladys Greusard
**Correction** : Véronique Badin
**Conception et mise en couleur de la couverture** : Stéphanie Brepson
**Rabats :** Sophie Delannoy
**Mise en page** : Nord Compo
**Fabrication** : Laurence Duboscq



MIXTE
Papier issu de sources responsables
FSC® C003309
www.fsc.org

ISBN : 978-2-263-17279-3
Code éditeur : L17279
Dépôt légal : septembre 2022

Imprimé en France par Clerc
94, rue de la Brasserie, 18200 Saint-Amand-Montrond

SolarEditions
solar_editions
mylifeisbeautiful.fr
mylifeisbeautiful.fr

Solar, un département d'édi8
92, avenue de France
75013 Paris